Ravinder Thakur

Práticas actuais de gestão de resíduos biomédicos na Índia

Ravinder Thakur

Práticas actuais de gestão de resíduos biomédicos na Índia

ScienciaScripts

Imprint

Any brand names and product names mentioned in this book are subject to trademark, brand or patent protection and are trademarks or registered trademarks of their respective holders. The use of brand names, product names, common names, trade names, product descriptions etc. even without a particular marking in this work is in no way to be construed to mean that such names may be regarded as unrestricted in respect of trademark and brand protection legislation and could thus be used by anyone.

Cover image: www.ingimage.com

This book is a translation from the original published under ISBN 978-3-639-76691-2.

Publisher:
Sciencia Scripts
is a trademark of
Dodo Books Indian Ocean Ltd. and OmniScriptum S.R.L publishing group

120 High Road, East Finchley, London, N2 9ED, United Kingdom
Str. Armeneasca 28/1, office 1, Chisinau MD-2012, Republic of Moldova, Europe
Managing Directors: Ieva Konstantinova, Victoria Ursu
info@omniscriptum.com

Printed at: see last page
ISBN: 978-620-8-52155-4

ÍNDICE DE CONTEÚDOS

CAPÍTULO 1

SIGNIFICADO E CONCEITO DE RESÍDUOS BIOMÉDICOS GESTÃO

1.1 Significado e definição

Todas as actividades humanas resultam na produção de algum tipo de resíduos, por exemplo, resíduos industriais, esgotos municipais, agrícolas e hospitalares. Estes resíduos podem poluir a água, o solo e o ar, pelo que devem ser tratados e eliminados corretamente (Acharya & Meena, 2000).

Cuidar da saúde pública é da responsabilidade de todas as instituições de saúde. Esta responsabilidade pode ser direta, através dos cuidados de saúde, ou indireta, assegurando um ambiente limpo e saudável para os seus empregados e a comunidade (Patil & Pokhrel, 2005). Durante a prestação de serviços de saúde de rotina, são gerados resíduos biomédicos e a incineração desses resíduos pode resultar na emissão de toxinas perigosas para o ambiente e a saúde pública. (Gabela, 2007).

Entende-se por **"resíduos biomédicos"** todos os resíduos gerados durante a prestação de cuidados de saúde médicos ou veterinários em estabelecimentos de saúde ou no exterior. De acordo com as Regras de Gestão de Resíduos Biomédicos de 2016, os resíduos biomédicos podem ser definidos como quaisquer resíduos gerados durante o diagnóstico, tratamento ou imunização de seres humanos ou animais nas instituições de saúde ou no exterior (OMS, 1999). Além disso, os resíduos biomédicos também são gerados durante as actividades de investigação, testes de medicamentos e outros materiais biológicos, como cosméticos, etc.

1.2 Definições operacionais

Resíduos Biomédicos: são os resíduos gerados durante o diagnóstico, tratamento ou imunização de seres humanos ou animais

Gestão de resíduos biomédicos: é um processo que ajuda a garantir a higiene hospitalar adequada e a segurança dos trabalhadores do sector da saúde e das

2

comunidades.

Material médico descartável: produtos variados utilizados nas práticas de cuidados de saúde que não são reutilizáveis.

Perigo: uma situação que representa um nível de ameaça para a vida, a saúde, a propriedade ou o ambiente.

Resíduos infecciosos: resíduos que se suspeita conterem organismos causadores de doenças.

1.3 Falácia concetual

Segundo a Organização Mundial de Saúde, 85% dos resíduos produzidos não são perigosos. 10% dos resíduos são infecciosos e os restantes 5% são não infecciosos mas classificados como resíduos perigosos. Nos Estados Unidos da América, cerca de 15% dos resíduos estão regulamentados como resíduos infecciosos, enquanto na Índia esta percentagem pode ir até 15% a 35%, dependendo da produção de resíduos (Glen & Garwal, 1999). No entanto, parece que a fração de resíduos gerados nas instituições de cuidados de saúde não tem atraído o mesmo nível de atenção que outros tipos de resíduos, apesar das suas graves implicações para a saúde (OMS, 1999; Oweis *et al.,* 2005). A grande variedade de actividades nas unidades de saúde gera diferentes tipos de resíduos e existe sempre o perigo de propagação de infecções devido ao manuseamento incorreto de resíduos infecciosos ou de material cortante (Chaerul *et al.,* 2008). Até há pouco tempo, a eliminação dos resíduos hospitalares estava a ser praticada sem normas e políticas uniformes. A fim de evitar riscos para a saúde, era necessário formular urgentemente uma gestão e codificação adequadas dos resíduos hospitalares (Bid & Mistry, 2013).

1.4 Classificação dos resíduos biomédicos

A Organização Mundial de Saúde (OMS) classificou os resíduos biomédicos em oito categorias diferentes, consoante a natureza da produção e o risco de causar lesões durante a recolha, o manuseamento e a eliminação dos resíduos (OMS, 1999).

. Estas podem ser enumeradas da seguinte forma:

- Resíduos gerais
- Resíduos patológicos
- Resíduos radioactivos
- Resíduos químicos
- Resíduos infecciosos e potencialmente infecciosos
- Tubos
- Produtos farmacêuticos
- Contentores pressurizados.

Entre os diferentes tipos de resíduos gerados, alguns requerem maior atenção e precauções durante o manuseamento. Estes podem incluir objectos cortantes (agulhas, lâminas de bisturi, etc.), resíduos patológicos e microbiológicos (amostras de sangue, tecidos corporais, órgãos, culturas microbiológicas, etc.) e outros resíduos infecciosos (seringas contaminadas, cateteres, conjuntos IV, etc.). Além disso, alguns resíduos ambientalmente sensíveis, como os resíduos radioactivos, os instrumentos de mercúrio e os materiais plásticos (seringas, frascos, material de embalagem, etc.) são outros tipos de resíduos gerados nas instituições de cuidados de saúde (Askarain *et al.*, 2004).

1.5 Fontes de resíduos biomédicos

Os resíduos biomédicos são gerados a partir de diferentes fontes primárias e outras.

1.5.1. Fontes primárias

- Hospitais públicos, dispensários, lares de idosos e centros de saúde primários.
- Faculdades de Medicina e Veterinária, centros de investigação
- Instituições veterinárias no terreno
- Instituições do sector farmacêutico e da biotecnologia
- Casas mortuárias, centros de autópsia e de necropsia

1.5.2. Fontes secundárias

- Clínicas médicas / dentárias
- Casas de animais
- Centros de vacinação
- Serviços médicos e veterinários ao domicílio a partir do terreno

1.6 Regulamentos de gestão de resíduos (2006)

Os Regulamentos de Gestão de Resíduos (2006) são de particular importância para esta avaliação e podem ser aplicados através da Secção 42 (4) do EMCA, 1999. Estes regulamentos abrangem os vários domínios importantes para a gestão dos resíduos biomédicos:

a) **Aprovação de uma instalação de produção de resíduos biomédicos**

Qualquer pessoa que produza resíduos biomédicos deve assegurar que a instalação de produção foi aprovada pela agência líder e pela autoridade local adequadas.

b) **Separação dos resíduos biomédicos**

Qualquer pessoa que produza resíduos biomédicos deve, no ponto de produção e em todas as fases subsequentes, separar os resíduos de acordo com as categorias previstas no sétimo anexo do presente regulamento.

c) **Proteção e acondicionamento dos resíduos biomédicos**

Todos os resíduos biomédicos devem ser acondicionados de forma segura em contentores de risco biológico, que devem ser rotulados com os símbolos definidos na Parte I e II do Oitavo Programa do presente regulamento.

d) **Tratamento de resíduos biomédicos**

Qualquer pessoa que produza resíduos deve tratar ou mandar tratar todos os resíduos biomédicos da forma estabelecida no nono esquema do presente regulamento, antes de esses resíduos biomédicos serem armazenados ou eliminados.

e) **Armazenamento de resíduos biomédicos**

Ninguém pode armazenar resíduos biomédicos a uma temperatura superior a 0º C durante mais de sete dias sem a aprovação escrita da agência líder relevante, desde que os resíduos patológicos não tratados sejam eliminados no prazo de 48 horas.

1.7 Gestão de resíduos biomédicos

A gestão dos resíduos biomédicos é um processo que assegura uma higiene adequada na instituição de saúde e a segurança dos trabalhadores do sector da saúde e das comunidades (Sanitation Connection, 2002). Johannessen *et al.* (2000) sugeriram que a gestão correta dos resíduos hospitalares pode minimizar o risco, tanto dentro como fora das unidades de saúde. A primeira prioridade é segregar os resíduos, no ponto de geração (Da Silva, 2005).

O potencial causador de doenças dos resíduos biomédicos é maior no ponto de geração e diminui naturalmente depois desse ponto, apresentando assim mais uma preocupação profissional do que uma preocupação ambiental generalizada. Os indivíduos expostos profissionalmente correm o maior risco de contrair doenças devido à exposição a resíduos biomédicos (EHP, 2000).

A gestão dos resíduos hospitalares é geralmente efectuada em quatro etapas fundamentais (Johannessen *et al.*, 2000): (1) Segregação em vários componentes, incluindo armazenamento reutilizável e seguro em contentores adequados; (2) Transporte para locais de tratamento e eliminação de resíduos; (3) Tratamento; e (4) Eliminação final.

Os processos de gestão dos resíduos hospitalares incluem o manuseamento, a segregação, a mutilação, a desinfeção, o armazenamento, o transporte e a eliminação final. Estes são passos vitais para uma gestão segura e científica dos resíduos hospitalares em qualquer estabelecimento (Acharya & Singh, 2000). A chave para a minimização e a gestão efectiva dos resíduos hospitalares é a segregação (separação) e a identificação dos resíduos. A forma mais adequada de identificar as categorias de resíduos hospitalares consiste em separar os resíduos em sacos ou contentores de plástico com um código de cores. Os geradores de resíduos biomédicos recebem sacos ou contentores com códigos de cores diferentes, como mostra a figura-1.

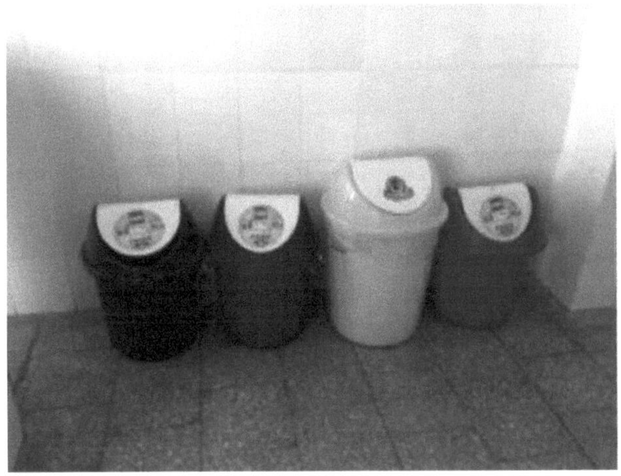

Figura 1. Diferentes tipos de caixotes de lixo codificados por cores para a recolha de resíduos biomédicos

Os resíduos hospitalares devem ser separados em contentores/sacos no local de produção (Rao *et al.*, 2004). A OMS sugere que os hospitais forneçam sacos de plástico e recipientes de plástico resistentes para os resíduos infecciosos, tais como recipientes vazios de anti-sépticos utilizados no hospital (Pruss *et al.*, 1999). Os resíduos gerais, como o lixo, os resíduos de jardim, etc., devem juntar-se ao fluxo de resíduos domésticos. Os resíduos urbanos devem ser separados dos resíduos biomédicos e transportados para os municípios para posterior eliminação (figura 2).

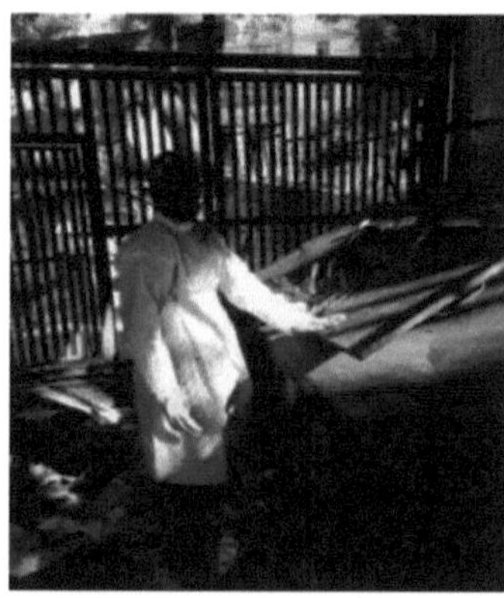

Figura 2. Os resíduos urbanos são recebidos e controlados antes de serem colocados no dumper municipal.

Os objectos cortantes devem ser recolhidos em recipientes à prova de perfuração. Os sacos e contentores para resíduos infecciosos devem ser marcados com o símbolo de risco biológico (figura 3). Os resíduos altamente infecciosos devem ser esterilizados em autoclave. Os resíduos citotóxicos devem ser recolhidos em contentores estanques, claramente identificados como resíduos citotóxicos. As agulhas e seringas devem ser destruídas com a ajuda de destruidores de agulhas e cortadores de seringas fornecidos no local de produção. Os conjuntos de infusão, os frascos e as luvas devem ser cortados com tesouras curvas (Acharya & Singh 2000).

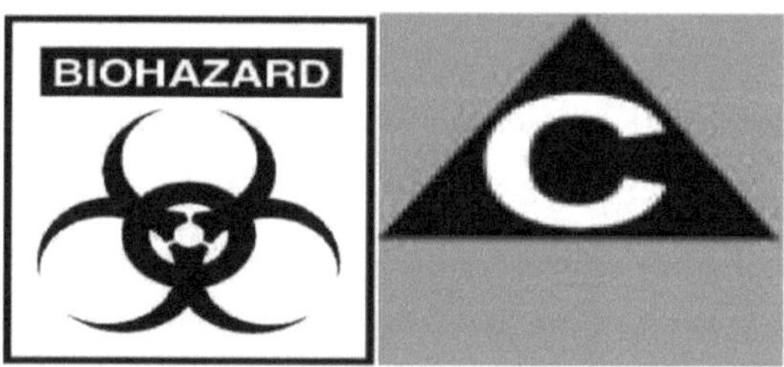

Figura3- Símbolos de risco biológico utilizados para rotular os resíduos perigosos/citotóxicos.

fornecidos no ponto de geração. Os conjuntos de infusão, os frascos e as luvas devem ser cortados com tesouras curvas (Acharya & Singh 2000).

A desinfeção de material cortante, roupa suja, artigos de plástico e de borracha deve ser realizada no ponto de produção através da utilização de hipoclorito de sódio com um contacto mínimo de uma hora. Deve ser preparada uma solução nova de cada vez. A recolha no local exige que o pessoal feche os sacos de resíduos quando estiverem três quartos cheios, atando o gargalo ou selando o saco. A área de armazenamento deve ser impermeável e ter um piso duro com boa drenagem (figura 4).

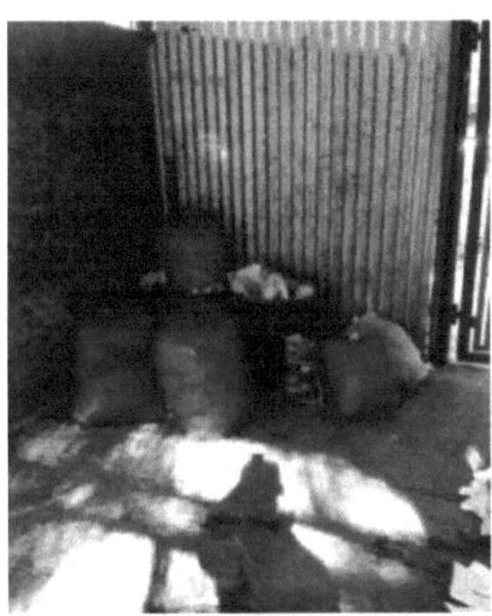

Figura 4. -Caixas azuis com objectos cortantes

Deve proporcionar um acesso fácil ao veículo de recolha de resíduos (Srivastava 2000). De acordo com as normas científicas, os resíduos infecciosos na zona tropical podem ser mantidos numa área de armazenamento temporário durante 24 horas durante a estação quente e até 48 horas nas estações mais frias (Pruss *et al.,* 1999).

Os resíduos médicos devem ser transportados dentro do hospital por meio de carrinhos, contentores ou carrinhos com rodas que não sejam utilizados para qualquer outro fim. Os carrinhos devem ser limpos diariamente. O veículo de transporte para fora do local deve ser marcado com o nome e o endereço do transportador. O símbolo de risco biológico deve ser pintado e deve ser assegurado um sistema adequado de fixação da carga durante o transporte. O veículo deve ser fácil de limpar e ter os cantos arredondados. O transporte de resíduos hospitalares na via pública deve ser efectuado

9

por pessoal formado, num veículo específico com contentores fechados (Johannessen *et al.* 2000)

Todos os plásticos descartáveis devem ser triturados antes de serem enviados ao fornecedor (figura 5).

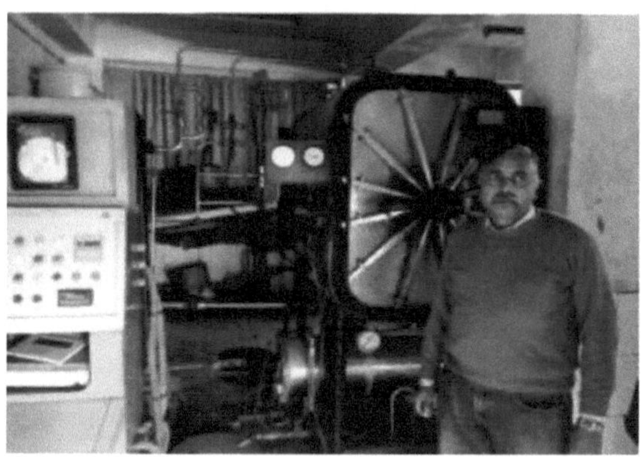

Figura 5 - Autoclavagem e trituração de resíduos de plástico antes de serem enviados para a incineradora.

O tratamento final dos resíduos hospitalares pode ser efectuado através de tecnologias como a incineração, a autoclave, a hidroclave ou as micro-ondas (Rao *et al.*, 2004). Alguns dos métodos de tratamento e eliminação mais comuns utilizados na gestão de resíduos de cuidados de saúde infecciosos nos países em desenvolvimento são: autoclaves e retortas; sistemas de desinfeção por micro-ondas; desinfecções químicas; combustões (de baixa, média e alta tecnologia); e eliminação em terra (lixeira, aterro controlado, fossas e aterro sanitário) (Diaz *et al.*, 2005).

1.8 Gestão de resíduos biomédicos

Os cuidados médicos são uma das componentes vitais da nossa vida e saúde. A gestão incorrecta dos resíduos biomédicos está a criar novos problemas na Índia. O governo indiano especificou que a gestão dos resíduos hospitalares faz parte das actividades de higiene e manutenção dos hospitais. A Índia aplicou as regras relativas aos resíduos biomédicos (gestão e manuseamento) de 1998 para a recolha, separação, transporte e eliminação seguros dos resíduos biomédicos no país. Estas regras foram objeto de uma revisão e de alterações recentes. Agora, estas regras foram renomeadas como Regras de Gestão de Resíduos Biomédicos de 2016 e passaram a existir desde março de 2016 (OMS, 1999).

1.9 Lacunas na investigação

Durante as últimas décadas, a necessidade de melhores cuidados de saúde foi sentida globalmente e, para satisfazer as necessidades e exigências da população crescente, verificou-se uma rápida proliferação de hospitais, tanto no sector privado como no sector público. Consequentemente, tem havido um aumento proporcional da quantidade de resíduos gerados por estes centros de saúde, mas é irónico que os ambientes de cuidados de saúde, que se destinam a restaurar e manter a saúde da comunidade, estejam também a ameaçar o seu bem-estar. Era importante realizar uma investigação neste domínio para conhecer a situação. A eliminação correta dos resíduos hospitalares tornou-se uma questão controversa (OMS, 1999). Por conseguinte, era importante que a investigação fosse efectuada de modo a sensibilizar o pessoal e a consciencializá-lo para a necessidade de um tratamento adequado dos resíduos biomédicos. Era igualmente necessário promover a aplicação das políticas e regras existentes, mas que não são postas em prática ou são-no apenas parcialmente (RK, 1994).

1.10 Regras de gestão dos resíduos biomédicos de 2016 na Índia

Estas regras são as regras improvisadas e revistas da gestão de resíduos biomédicos que foram formuladas pelo Ministério do Ambiente, das Florestas e das Alterações Climáticas do Governo da Índia com base no feedback recebido das práticas existentes de gestão de resíduos biomédicos no país. As regras revistas tornaram a autorização obrigatória para todos os ocupantes que geram resíduos biomédicos, ao contrário das regras relativas aos resíduos biomédicos (gestão e manuseamento) de 1998, segundo as quais a autorização era exigida para os hospitais com 1000 ou mais camas. As novas regras mencionam claramente os deveres do operador, que não existiam anteriormente. Além disso, as novas regras introduziram algumas melhorias nas diretrizes de tratamento e eliminação de resíduos biomédicos por todos os ocupantes e no sistema formal de apresentação de relatórios anuais (Mehta, 1998).

De acordo com estas regras, todas as pessoas ("ocupantes") que controlam qualquer instituição têm o dever de tomar todas as medidas necessárias para o tratamento dos resíduos. É dever de cada ocupante tomar medidas para que as instalações disponham de um local seguro, ventilado e protegido para a armazenagem de resíduos separados em contentores/sacos com códigos de cores específicos, de acordo com o esquema I. O ocupante deve assegurar o pré-tratamento dos resíduos laboratoriais, eliminar progressivamente a utilização de sacos de plástico clorados e assegurar a formação regular dos profissionais de saúde envolvidos na gestão dos resíduos. Além disso, será dever do ocupante assegurar os controlos de saúde e a imunização dos trabalhadores do sector da saúde. O ocupante deverá também assegurar a manutenção de registos e a apresentação de relatórios anuais às autoridades competentes (OMS, 1999).

As Regras de Gestão Biomédica de 2016 especificaram os deveres do operador de uma instalação comum de tratamento e eliminação de resíduos biomédicos (Chitnis *et al.*, 2003). O operador assegurará a recolha, o transporte e a eliminação seguros dos resíduos biomédicos, sem quaisquer efeitos adversos para a saúde humana e o ambiente, em conformidade com as regras e diretrizes. Caberá ao operador assegurar a codificação de barras e o sistema de posicionamento global para o manuseamento dos resíduos biomédicos no prazo de um ano. O operador tomará todas as medidas para garantir a segurança no trabalho dos seus trabalhadores e manterá um registo adequado de todos os PONs praticados (Glen & Garwal, 1999).

As Regras de Gestão de Resíduos Biomédicos de 2016 especificam as obrigações das autoridades de acordo com as regras mencionadas na coluna (2) do Anexo -III. O

As regras para o tratamento e eliminação de resíduos biomédicos foram mencionadas no Anexo

A nova categorização revista dos resíduos biomédicos e os procedimentos operacionais normalizados relacionados com cada categoria de resíduos biomédicos são enumerados a seguir:

QUADRO I

Categorias de resíduos biomédicos e suas opções de segregação, recolha, tratamento, processamento e eliminação

Category	Type of Waste	Treatment and Disposal options
Yellow Yellow coloured non-chlorinated plastic bags (50 microns)	(a)Human Anatomical Waste Human tissues, Foetus below viability period(MTP certificate to be given to operator if less than 20weeks) b)Animal Anatomical Waste	Incineration Plasma Pyrolysis Deep burial
	c) Soiled Waste -Items cont. with blood -items cont. with body fluids. (dressings, plaster casts, cotton swabs) -Discarded blood bags -Bags with residual blood -Residual/discarded component -Latex gloves	Incineration Plasma Pyrolysis Deep Burial. In absence of above facilities, autoclaving or micro-waving/ hydroclaving followed by mutilation or combination of sterilization and shredding.
	d) Expired or Discarded Medicines -Solid/Dry------Yellow Bags -Liquid-----------Yellow Container -Glass bottle---- Blue Box -Plastic bottle- Red Bag Cytotoxic drugs C1-Container marked "C1". Blunt (gauge, I/V set, Liquid) C2-Container marked "C2". Sharp(vial,ampoule,bottle,syringe,I/V cannula,Syringes)	Incineration Return to manufacturer Or CBMWT facility for INCINERATION ENCAPSULATION PLASMA PYROLYSIS.

QUADRO I

Categorias de resíduos biomédicos e suas opções de segregação, recolha, tratamento, processamento e eliminação

Category	Type of Waste	Treatment and Disposal options
	e) Chemical Waste (Chemicals used in production of biological) Solid-Yellow bags Liquid- Yellow container "C"	incineration or Plasma Pyrolysis or Encapsulation
	f) Chemical & Liquid Waste **-Liquid waste generated while using chemicals in producing biological** **-Used or discarded disinfectants** **-Silver X-Ray developing liquid** **-Discarded formalin** **-Infected secretions** **-Aspirated body fluids** **-Laboratory liquids** **-Floor washings** **-Liquids from cleaning, housekeeping & disinfection**	Separate collection system leading to Effluent treatment plant. The chemical liquid waste shall be pre-treated before mixing with other wastewater. Combined discharge shall conform to Schedule-II
	g) Discarded linen, mattresses, beddings contaminated with blood or body fluid	Non-chlorinated yellow plastic bags or other suitable packing material. Non chlorinated chemical disinfection →Followed by Incineration, Plasma pyrolysis.
Autoclave safe plastic bags or Containers	**h) Microbiology, Biotechnology and other clinical laboratory waste.** **-Blood bags** **-Cultures.** **-Specimens or stocks** **-All vaccines** **-All cell cultures** **-Residual toxins** **-glassware and devices.**	Pre-treat to sterilize with non chlorinated chemicals on-site Autoclave thereafter for Incineration.

Category	Type of Waste	Type of Bag or Container	Treatment and Disposal options
Red	Contaminated Waste (Recyclable) -Tubings -bottles -I/V tubes &sets -Catheters &urine bag -Plastic syringe only. -Vacutainers -Plastic ,nitrile,rubber (No needles)	Red coloured non-chlorinated plastic bags	Autoclaving or micro-waving/hydroclaving followed by combination of sterilization and shredding -Authorised recyclers or energy recovery Plastics Diesel Oil Road making

Category	Type of Waste	Type of Bag or Container	Treatment and Disposal options
White	Waste sharps including Metals -Needles -fix needle syringes -scalpels -blades -used, discarded and contaminated sharps.	Puncture proof, Leak proof, tamper proof containers	Autoclaving or Dry Heat Sterilization →shredding or mutilation or encapsulation in metal container or cement concrete; combination of shredding cum autoclaving; and sent for final disposal to iron foundries or sanitary landfill or designated concrete waste sharp pit.

Em todo o mundo, as actividades humanas levaram à produção de resíduos de tipo infecioso e não infecioso que têm de ser tratados de forma sistemática. Os resíduos biomédicos têm graves impactos na saúde e no ambiente. Por isso, há uma necessidade premente de compreender o que significam os resíduos biomédicos e como devem ser separados dos resíduos urbanos normais (OMS, 1999). Os resíduos biomédicos devem ser recolhidos, separados, embalados, transportados e eliminados de acordo com as categorias recomendadas pelas Regras de Gestão de Resíduos Biomédicos de 2016, notificadas pelo Ministério das Florestas, do Ambiente e das Alterações Climáticas do Governo da Índia.

REFRÊNCIAS

Acharya DB, Meeta S, (2000) 'Hospital Waste Management', *Minerva Press*, New Delhi 2000,pp 15,47.

Almuneef M, Memish Z, (2003) Effective medical waste management: it can be done. *American Journal of Infection Control*, 31, 188-192.

Anónimo (1998). "Biomedical waste (management and handling) rules", *The Gazette of India, Extraordinary, Part II, Section 3(ii)*, dated 27th July, pp. 10-20, 460. Ministério do Ambiente e das Florestas, Notificação N. S.O.630 (E).

Baveja, G., Muralidhar, S. & Aggarwal, P.(2000) ,'*Hospital* waste management- an overview,' *Hospital Today*, 5, 9 485-486.

Chitnis V, Chitnis S, Patil S, Chitnis DS, (2002),' Is Inefficient In Decontaminating Blood Containing Hypodermic Needles,' *Indian J Med Microbiol*; 20, 215-218.

Chitnis V, Chitnis S, Patil S, Chitnis DS, (2003), ' Treatment of discarded blood units: disinfection with hypochlorite/formalin verses steam sterilization, *Indian J Med Microbial,* 21, 265-267.

Da Silva, CE, Hoppe AE, Ravanello MM, Mello N, (2005) ,Gestão de resíduos hospitalares no sul do Brasil. Gestão de Resíduos. 25, 600-605.

Gayathri VP, Kamala P, (2005) Biomedical solid waste management in an Indian hospital: a case study (Gestão de resíduos sólidos biomédicos num hospital indiano: um estudo de caso). Waste Management, 25, 6, pp.592-599.

Glenn McR, Garwal R, (1999), ' Clinical waste in Developing Countries. An analysis with a Case Study of India, and a Critique of the Basle, *TWG Guidelines*".

Mehta, G. (1998), 'Hospital Waste Management, National Guidelines (Draft) prepared for GOI/WHO project IND EHH 001,LadyHardinge Medical College and Associated Hospitals, New Delhi.

Pruss A, Giroult E, Rushbrook P, (1999) Safe Management of Wastes from Health-care Activities. Genebra, OMS J. *Int. Aplicação e Ciência Ambiental*, Vol. 4 (1): 65-78 (2009)

Rao, H. V. N. (1995) Disposal of hospital wastes in Bangalore and their impact on environments The Third International Conference on Appropriate Waste Management Technologies for Developing Countries. Nagpur, 25-26 de fevereiro, pp. 839-842. Rao, S.K.M., e Garg,

R.K.(1994) A study of Hospital Waste Disposal System in Service Hospital. *Journal of Academy of Hospital Administration,* julho, 6(2) pp.27-31.

OMS (1999) Safe Management of Waste from Healthcare Jasem M. Alhumoud, Hani M.

Alhumoud, (2007), "Uma análise das tendências relacionadas com a gestão dos resíduos sólidos hospitalares no Kuwait

- *Gestão da qualidade ambiental:*

CAPÍTULO 2
REVISÃO DA LITERATURA E METODOLOGIA DE INVESTIGAÇÃO

2.1 Revisão da literatura

Gayathri & Kamla (2005) analisaram o facto de os hospitais serem as instituições de saúde que prestam serviços de cuidados aos doentes. Os resíduos hospitalares são todos os resíduos biológicos ou não biológicos que podem ser eliminados sem qualquer outra utilização. Os resíduos infecciosos são os resíduos que contêm agentes patogénicos em concentração ou quantidade suficiente que podem causar doenças, por exemplo, culturas e reservas de agentes infecciosos de laboratórios, resíduos de cirurgias e resíduos provenientes de doentes infecciosos (Gayathri & Kamala, 2005).

Um relatório sobre a gestão de resíduos hospitalares **na Índia**, de 2003, descreveu que a Índia deu importância à gestão de resíduos biomédicos apenas desde a última década e registou grandes progressos. Muitas organizações não governamentais trabalharam em conjunto com o governo para tornar esta questão numa das principais agendas. A Índia elaborou diretrizes nacionais com base nas quais os estados começaram a formular as suas próprias diretrizes para a gestão de resíduos. Gradualmente, o sector privado também começou a envolver-se.

Uma análise das práticas de gestão de RCD em hospitais públicos na Índia em 2003 revelou grandes diferenças nas práticas entre hospitais de diferentes estados. As diretrizes de gestão de resíduos biomédicos a nível estatal foram por vezes preparadas por consultores locais e ONG com pouca ou nenhuma experiência noutros estados, e esses consultores e ONG variavam nas suas interpretações das Regras de Resíduos Biomédicos, que eram elas próprias inconsistentes.

Um estudo efectuado em 2007 indicou que os resíduos hospitalares representam cerca de 30% de todos os resíduos perigosos produzidos no Kuwait. A segregação dos diferentes tipos de resíduos é praticada em quase todos os hospitais. Todos os resíduos infecciosos/médicos são finalmente eliminados por incineração. Os estudos revelaram

19

que alguns hospitais não organizam cursos de formação sobre a gestão dos resíduos hospitalares e os perigos que lhes estão associados. É necessário criar uma base de dados pormenorizada sobre a quantidade e a qualidade dos resíduos produzidos pelos vários hospitais.

Em 2011, um inquérito realizado no Irão revelou que não existia um plano específico e claro desenvolvido pelo governo para a gestão dos resíduos biomédicos. Todos os hospitais costumavam recolher os resíduos e transportá-los para uma área de armazenamento temporário. Verificou-se que o pessoal que manuseia os resíduos usava parcialmente equipamento de proteção. Cerca de 77,8% usavam calças e máscaras e 11,1% usavam calças com luvas. Os aventais eram utilizados apenas durante a lavagem no interior das unidades.

Em 2012, **o Ministério da Saúde da Malásia** comunicou que os resíduos hospitalares na Malásia eram compostos por resíduos gerais, resíduos clínicos, resíduos farmacêuticos, produtos químicos perigosos e resíduos radioactivos, sendo os resíduos clínicos comunicados juntamente com os resíduos farmacêuticos. Não é possível praticar uma gestão adequada e contínua dos resíduos clínicos nos hospitais, uma vez que existem algumas deficiências e pontos fracos na gestão. A partir dos resultados da investigação, os problemas com que os hospitais se confrontam incluem a falta de instruções sobre os aspectos da separação dos resíduos clínicos e as práticas dos enfermeiros e a mistura de resíduos clínicos com resíduos gerais.

Um estudo realizado sobre os conhecimentos, as práticas e a atitude em relação à gestão de resíduos biomédicos entre o pessoal de um centro de cuidados de saúde terciários na costa de Karnataka, na Índia, em janeiro de 2014, indicou que os conhecimentos dos residentes juniores eram os mais fortes (90,2%), seguidos dos dos técnicos de laboratório (80%), dos consultores (70%), dos enfermeiros (62,4%) e do pessoal de limpeza (54%). Muitos consultores (24%), seguidos de enfermeiros (23,3%), pessoal de limpeza (21,6%) e residentes juniores (17,6%) não estavam a seguir várias medidas de precaução como a vacinação, a desinfeção de material cortante no ponto de geração e muitos não tinham recebido qualquer formação formal sobre gestão de resíduos biomédicos.

METODOLOGIA DE INVESTIGAÇÃO

2.2 Fundamentação do estudo

A gestão dos resíduos biomédicos está ainda numa fase inicial em todo o mundo , especialmente nos países em desenvolvimento. Existem muitas lacunas e confusão na identificação das várias partes interessadas envolvidas no processo. Falta um plano de trabalho consolidado para os produtores, os operadores, os decisores e a comunidade. A continuação da gestão incorrecta dos resíduos biomédicos pode conduzir a graves riscos para a saúde humana e o ambiente. Os hospitais são o principal contribuinte para a produção de resíduos biomédicos. Os vários produtos químicos, agentes patogénicos e toxinas gerados nas instituições de cuidados de saúde causam poluição do ar, do solo e da água se forem descarregados diretamente. Os agentes biológicos, radioactivos e químicos provocam a poluição do ar. Os agentes patogénicos presentes nos resíduos biomédicos podem permanecer no ar durante muito tempo e constituir uma ameaça para as infecções transmitidas pelo ar. Os resíduos infecciosos, os medicamentos e os metais pesados utilizados pelos hospitais e eliminados no solo podem aumentar o nível de toxicidade da terra. Estes materiais tóxicos podem ser absorvidos pelas plantas e entrar na cadeia alimentar. O nível admissível de vários micronutrientes no solo pode aumentar, conduzindo assim a riscos para a saúde.

De acordo com as estimativas da OMS, a esperança de vida global está a aumentar, mas as mortes devidas a doenças infecciosas também estão a aumentar. Uma das principais causas de morte devido a doenças infecciosas é a gestão incorrecta dos resíduos. Devido à exposição a resíduos químicos e biológicos nocivos, a taxa de riscos profissionais também está a aumentar.

A deposição incorrecta de resíduos infecciosos, as emissões das incineradoras e a queima a céu aberto de resíduos biomédicos podem representar riscos para a saúde da comunidade e do público em geral. Os resíduos de plástico deitados ao ar livre podem asfixiar os animais. As lesões provocadas por objectos cortantes são muito comuns entre os animais. Os outros factores que tornam necessário o confinamento dos resíduos biomédicos ao nível da produção são os seguintes

- Existe sempre um risco de infeção nosocomial (hospitalar) devido a uma gestão incorrecta dos resíduos biomédicos.

- Existe sempre a possibilidade de reembalagem de seringas e frascos de agulhas descartáveis, se não forem eliminados após a utilização.

- Devido à eliminação a céu aberto, os resíduos infecciosos mais pequenos podem misturar-se com resíduos urbanos não infecciosos, tornando assim todos os resíduos infecciosos.

Os hospitais e outras instituições de cuidados de saúde continuam a ser o maior contribuinte para o perigo para a saúde devido a práticas incorrectas de gestão de resíduos biomédicos. Este facto pode ser atribuído à falta de sensibilização e de conhecimentos sobre a gestão exaustiva dos resíduos biomédicos, tal como preconizado nas *"Regras de gestão dos resíduos biomédicos de 2016"*, que passaram a existir desde 2016 na Índia. A situação atual da gestão dos resíduos biomédicos num país democrático em desenvolvimento como a Índia é sombria. Lakshmi (2003), no principal jornal nacional do país, relata que, apesar de existirem regras que estipulam o método de eliminação segura dos resíduos biomédicos (RMB), os resíduos hospitalares gerados pelos hospitais públicos continuam, em grande parte, a ser depositados a céu aberto, à espera de serem recolhidos juntamente com os resíduos gerais. De acordo com a Organização Mundial de Saúde (Biomedical Wastes, 2004), o elemento humano é mais importante do que apenas a tecnologia.

Tendo em conta a lógica acima descrita, o estudo sobre as práticas de gestão de resíduos biomédicos, o cumprimento e a sensibilização para as regras de gestão de resíduos de 2016 foi realizado no Indira Gandhi Medical College Shimla, um importante hospital e faculdade de medicina de Himachal Pradesh.

2.3 Âmbito do estudo

O estudo analisará as práticas actuais seguidas na instituição relativamente à gestão dos resíduos biomédicos. Os resíduos biomédicos são manuseados e supervisionados por pessoal de diferentes níveis. Os resíduos biomédicos são gerados na enfermaria, nas salas de operações, nas salas de dispensa e durante os vários procedimentos técnicos efectuados em diferentes departamentos. Os médicos estão basicamente envolvidos na realização de procedimentos médicos aos doentes. Os medicamentos de encaminhamento e acompanhamento e as pequenas intervenções são efectuados por enfermeiros e outro pessoal paramédico. Os resíduos biomédicos são produzidos em ambos os níveis. A recolha dos resíduos é efectuada pelo pessoal subcontratado responsável pelo saneamento. A segregação deve ser praticada, em primeiro lugar, ao nível da própria produção. Assim, torna-se mais fácil para o coletor embalar e transportar os resíduos separados. O estudo debruçar-se-á sobre este aspeto. O estudo investigou a eficácia com que os resíduos biomédicos são segregados e embalados em caixotes do lixo ou sacos com códigos de cores diferentes, sob a supervisão do pessoal médico e paramédico, e a proporção de resíduos que é deixada para os manipuladores recolherem e segregarem.

O estudo identificou as lacunas no sistema de gestão dos resíduos biomédicos. O estudo também avaliou a produção média diária de resíduos biomédicos na instituição. A produção média diária de resíduos biomédicos foi avaliada através da quantificação da recolha diária, recolhendo os dados do registo do departamento em causa que regista a produção diária de resíduos. O estudo também avaliou o grau de consciencialização dos vários manipuladores de resíduos sobre os prováveis efeitos perigosos causados pelo manuseamento e gestão inadequados dos resíduos biomédicos. O objetivo deste estudo é identificar os problemas de investigação e desenvolver hipóteses para futuras investigações qualitativas e quantitativas neste domínio

2.4 Descrição do problema

"De que forma os resíduos biomédicos são recolhidos, separados, transportados e eliminados no Indira Gandhi Medical College and Hospital Shimla HP, em conformidade com as regras de gestão dos resíduos biomédicos de 2016, e qual o grau de sensibilização do pessoal médico, paramédico e dos manipuladores para as práticas de gestão dos resíduos biomédicos

Na gestão de resíduos, os resíduos de cuidados de saúde têm maior prioridade devido ao seu carácter perigoso. Segundo a Organização Mundial de Saúde (OMS), uma parte dos resíduos de cuidados de saúde é considerada muito perigosa, podendo afetar a saúde humana e poluir gravemente o ambiente. Num ambiente de trabalho com práticas de gestão de resíduos de cuidados de saúde pouco seguras, os profissionais de saúde (PS), os doentes e os clientes podem ser expostos a resíduos infecciosos, o que, por sua vez, pode provocar infecções devido a agentes patogénicos transmitidos pelo sangue (Muluken etal 2013).

Milhares de toneladas de resíduos biomédicos provêm de hospitais, lares de idosos e clínicas médicas sob a forma de cotonetes e ligaduras, sacos de fluidos intravenosos, agulhas, cateteres e partes do corpo humano, e continuam a ser despejados em contentores de lixo a céu aberto e nas estradas (Francis, 2000).

Aparentemente, sem qualquer mecanismo administrativo para garantir a eliminação segura dos resíduos biomédicos produzidos, o problema da eliminação segura destes resíduos perigosos só deverá aumentar (Patil & Shekdar, 2001; Silva, Hoppe, Ravanello, & Mello, 2005).

Muitos hospitais não cumprem as regras relativas aos resíduos biomédicos e a maior parte deles deita todo o tipo de resíduos biomédicos em sistemas públicos de eliminação de resíduos nas proximidades, sem qualquer pré-tratamento. Seringas descartáveis, agulhas, pensos embebidos em sangue, sacos de sangue usados e outros materiais semelhantes são simplesmente deitados no caixote do lixo a céu aberto. Por vezes, os resíduos hospitalares líquidos são eliminados diretamente no sistema de esgotos público e os produtos químicos utilizados nos hospitais são uma fonte potencial de poluição da água (OMS, 2004). A eliminação destes resíduos perigosos dos hospitais nos sistemas públicos de eliminação de resíduos expõe as pessoas a graves riscos para a saúde (Rushbrook, Chandra, & Gayton, 2000).

A reciclagem não autorizada efectuada por catadores tornou-se uma profissão em si mesma. Os catadores tentam reciclar material das lixeiras, pondo-se em risco com objectos cortantes, produtos farmacêuticos e químicos e entrando em contacto direto com materiais infecciosos. A reciclagem de objectos infecciosos representa um grave risco para a saúde dos utilizadores. Os catadores que se dedicam à reciclagem são, na sua maioria, extremamente pobres, pouco instruídos e desconhecem as consequências nocivas da exposição a resíduos contaminados e perigosos. Os catadores sofrem, evidentemente, ferimentos provocados por objectos cortantes e vidros partidos, entre outros, bem como infestações por vermes, doenças de pele, diarreia, disenteria crónica e hepatite viral (Bansal etal 2011)

O Indira Gandhi Medical College and Hospital é um dos maiores hospitais públicos de Himachal Pradesh, visitado diariamente por muitos doentes, juntamente com os doentes das enfermarias, pelo que produz uma quantidade substancial de resíduos biomédicos. Tem vários departamentos que tratam de um grande número de questões de saúde, o que significa que os tipos de resíduos produzidos também são variados e considerados perigosos ou infecciosos. O Hospital também gere uma Faculdade de Medicina, uma Faculdade de Medicina Dentária e uma Escola de Enfermagem que matriculam muitos estudantes todos os anos. Nos seus estudos, estes estudantes estão envolvidos em actividades que produzem resíduos biomédicos em grandes quantidades.

Por conseguinte, este estudo procurou compreender o papel do Indira Gandhi Medical College Shimla no que diz respeito à gestão dos resíduos biomédicos. Por conseguinte, colocou as seguintes questões de investigação:

i. Como é que o hospital gere os seus resíduos biomédicos?

ii. O hospital segue a política e as diretrizes relativas à gestão dos resíduos biomédicos?

iii. Os membros do pessoal têm conhecimento dos processos de gestão dos resíduos biomédicos no hospital?

2.5 Objectivos do estudo

1. Avaliar o problema relacionado com a produção e eliminação de resíduos biomédicos em Himachal Pradesh.
2. Avaliar as formas de gestão dos resíduos biomédicos no Indira Gandhi Medical College and hospital Shimla HP.

3. Avaliar a quantidade média diária de resíduos infecciosos e não infecciosos produzidos no Indira Gandhi Medical College and hospital Shimla.

4. Avaliar o nível de sensibilização para a importância do manuseamento e da gestão dos resíduos biomédicos entre os profissionais de saúde e os manipuladores de resíduos.

2.6 Hipótese

O estudo permitiu testar uma hipótese, tal como se destaca a seguir

Ho: *"A conformidade com as regras de manuseamento e gestão de resíduos biomédicos de 2016 e nível de pessoal*
a sensibilização não afecta significativamente a qualidade das práticas de gestão dos resíduos biomédicos numa instituição de cuidados de saúde".

Olá: *"O cumprimento das regras de manuseamento e gestão de resíduos biomédicos de 2016 e o nível de sensibilização do pessoal afectam significativamente a qualidade das práticas de gestão de resíduos biomédicos numa instituição de cuidados de saúde".*

2.7 Desenho do estudo: Estudo de caso exploratório e descritivo

2.8 Configurações: Faculdade de Medicina e Hospital Indira Gandhi Shimla HP Índia

2.9 População estudada

A população do estudo incluiu inquiridos primários e informadores-chave. Os médicos, os membros do pessoal paramédico e os responsáveis pelo tratamento dos resíduos foram os inquiridos primários. Estão direta ou indiretamente envolvidos na produção ou no manuseamento de resíduos biomédicos nas instalações de cuidados de saúde. Além disso, os informadores-chave, como o gabinete nodal de gestão biomédica, o superintendente médico adjunto e o superintendente de enfermagem, foram incluídos como informadores-chave para o estudo, uma vez que desempenham um papel importante na monitorização e no controlo do sistema de gestão de resíduos biomédicos da instituição.

2.10 Conceção da investigação

Foi adoptada uma conceção de investigação exploratória e exploratória para explorar e descrever o padrão das práticas de gestão seguidas por várias partes interessadas do Indira Gandhi Medical College and Hospital Shimla. A conceção do estudo foi um estudo de caso instrumental e coletivo, de modo a permitir uma melhor generalização a uma população mais vasta. A conceção do estudo foi escolhida para compreender melhor o contexto e os antecedentes do problema de saúde pública identificado. O estudo de caso ajuda a examinar os dados num contexto específico. O estudo explorou os factores que influenciam as atitudes e caraterísticas dos médicos, enfermeiros, pessoal paramédico e manipuladores de resíduos relativamente a vários procedimentos operacionais normalizados relacionados com a gestão de resíduos biomédicos na instituição. A investigação observacional centrou-se nas relações entre os vários factores responsáveis pela perceção individual e as práticas adoptadas na gestão de resíduos. O estudo incluiu dados tanto retrospectivos como prospectivos. Os dados sobre a quantidade de resíduos biomédicos infecciosos e não infecciosos dos últimos três meses foram registados nos registos biomédicos de vários departamentos através de fontes de dados secundárias e de questionários. Os dados sobre as práticas de gestão actuais foram recolhidos através de observação participante. O estudo de caso explorou os antecedentes, a situação atual e o nível de sensibilização das várias partes interessadas

2.11 Fontes de dados

Durante o estudo, foram recolhidos dados de tipo primário e secundário.

- Dados primários

A informação sobre as práticas actuais e o nível de sensibilização foi recolhida diretamente junto dos participantes no estudo. Os médicos, o pessoal paramédico e os manipuladores participaram diretamente no estudo. A informação foi recolhida através de questionários semi-estruturados, entrevistas e observações dos participantes. A informação recolhida como dados primários incluiu a quantidade média diária de resíduos biomédicos gerados, vários procedimentos operacionais normalizados seguidos pelos manipuladores e o nível de conhecimento sobre as Regras de Gestão de Resíduos Biomédicos de 2016.

- Dados secundários

As informações sobre as práticas anteriores e a produção média de resíduos pela instituição nos últimos três meses foram extraídas através da análise dos registos da instituição. Também foram analisadas as circulares governamentais e os registos de formação e workshops relativos à gestão e manuseamento de resíduos biomédicos, para avaliar o grau de atualização da instituição relativamente às orientações mais recentes em matéria de gestão de resíduos biomédicos e manuseamento.

2.12 Fontes de dados

Os seguintes elementos serviram como fontes de dados importantes para recolher informações sobre os objectivos de estudo propostos.

Fontes primárias

- Recursos humanos da instituição (médicos, enfermeiros, pessoal paramédico e manipuladores de resíduos)
- Pessoas-chave como o superintendente médico adjunto, o funcionário nodal e os funcionários de ligação do comité de gestão dos resíduos biomédicos da instituição.

Fontes secundárias

- O registo de resíduos biomédicos da instituição
- Notificações e circulares relacionadas com o tratamento e a gestão dos resíduos biomédicos

- Registo das acções de formação e dos seminários organizados para ou pela instituição.
- Relatórios e documentos não publicados

2.13 Amostra e métodos de amostragem

- Amostra

O Indira Gandhi Medical College Shimla tem 37 unidades departamentais diferentes. Foram selecionados para o inquérito 60 inquiridos. Estes incluíam 20 médicos, 20 membros do pessoal paramédico e os restantes 20 manipuladores de resíduos que trabalham no domínio do saneamento hospitalar. Foram escolhidos para o estudo um médico sénior, um membro do pessoal paramédico e um manipulador de resíduos de entre os departamentos. Os informadores-chave foram identificados para as entrevistas aprofundadas. Estes foram os seguintes

1. Superintendente médico adjunto do hospital e da faculdade

2. Responsável nodal pelos resíduos biomédicos da instituição

3. Administrador hospitalar

4. Responsável pelo centro de recolha central de resíduos biomédicos

- **Métodos de amostragem**

O objetivo da amostragem e do recrutamento dos participantes no estudo consistia, em primeiro lugar, em obter informações esclarecedoras e completas sobre as práticas actuais de gestão dos resíduos biomédicos e avaliar o grau de adoção das regras de gestão dos resíduos biomédicos de 2016 pela instituição. Assim, a amostragem orientada para a informação foi preferida à amostragem aleatória. As amostras recrutadas incluíram os seguintes três tipos de participantes

- **Casos-chave** que oferecem a informação completa inerente à circunstância anterior e atual

- **Alguns casos atípicos** que reflectiram mais sobre os conhecimentos do tópico devido às suas percepções e suposições extremas e desviantes
- **Casos de conhecimento local** que tinham conhecimento local da cultura de trabalho do hospital e ofereceram informações ricas sobre o assunto

Assim, dos 64 participantes, 44 eram casos-chave, 15 eram casos de conhecimento local e 5 eram casos anómalos

Critérios de exclusão

- Os membros do pessoal com experiência de trabalho inferior a um ano na instituição foram excluídos do estudo
- Os membros do pessoal que não estão direta ou indiretamente envolvidos na gestão dos resíduos biomédicos foram excluídos do estudo
- Os participantes que não assinaram o consentimento informado foram excluídos do estudo

Critérios de inclusão

- Os participantes com mais de um ano de experiência profissional foram incluídos no estudo

- Os participantes que deram o seu consentimento para refletir os seus conhecimentos sobre o tema da investigação foram incluídos no estudo.

- Os participantes que, em virtude dos seus conhecimentos e experiências locais, se voluntariaram para partilhar as suas experiências sobre as práticas de gestão biomédica da instituição foram incluídos no estudo.

2.14 Pormenores das ferramentas

O estudo utilizou os seguintes instrumentos de recolha de dados.

- Questionários de inquérito modificados

Foram utilizados questionários de inquérito semi-estruturados modificados para recolher os dados dos inquiridos. Os questionários incluíam perguntas fechadas e perguntas abertas. A primeira parte dos questionários continha questões éticas. A secção explicava a natureza voluntária da participação, a garantia do anonimato dos participantes e a confidencialidade das informações por eles fornecidas. Algumas das perguntas eram dicotómicas, registando o feedback, por exemplo, se está direta ou indiretamente envolvido na gestão de resíduos. As perguntas sobre a quantidade de resíduos gerados diariamente eram ordinais e politómicas. Algumas das perguntas apresentavam uma escala contínua. Os questionários continham perguntas de aquecimento no início e perguntas difíceis no final. Havia algumas perguntas abertas como, por exemplo, o que sugere para melhorar a gestão dos resíduos hospitalares da instituição.

- Entrevistas em profundidade

Foram organizadas entrevistas aprofundadas aos principais informadores envolvidos na atividade de gestão de resíduos biomédicos do Indira Gandhi Medical College Shimla. As entrevistas destinavam-se a recolher as perspectivas das pessoas-chave responsáveis pela aplicação e pelo controlo de vários procedimentos operacionais normalizados relativos à gestão de resíduos. Antes do início da entrevista, foi obtido o consentimento informado, por escrito e assinado, de cada participante . A entrevista incluía perguntas abertas sobre as práticas de gestão de resíduos biomédicos seguidas na instituição. Cada entrevista durou cerca de meia hora e incluiu cerca de 15 perguntas.

- Observação participante

Foram também recolhidos alguns dados utilizando a técnica da observação participante. Foram visitados cinco departamentos para observar o processo de manuseamento, separação e acondicionamento dos resíduos biomédicos em sacos/caixotes com códigos de cores diferentes.

Também foi visitado o local da unidade central de recolha e tratamento de resíduos e recolhidos dados sobre o processo e os procedimentos seguidos pelas partes interessadas.

• Registo dos resíduos biomédicos

Com o consentimento do departamento em causa, os dados dos registos de resíduos biomédicos mantidos por diferentes departamentos foram registados nos últimos três meses.

- Documentos e relatórios não publicados

O material escrito disponível e as notificações formais do conselho de controlo da poluição e de outras agências também foram analisados para avaliar a situação da ligação da instituição com as actuais políticas estatais e nacionais de gestão dos resíduos biomédicos.

- Fiabilidade e validade dos instrumentos utilizados

Os questionários utilizados para a recolha de dados eram questionários normalizados da OMS. Algumas das perguntas foram modificadas tendo em conta a natureza do estudo, o tipo de instituição e o tipo de participantes. Por exemplo, foi preparada uma versão modificada mais simples e mais fácil em língua hindi para os manipuladores de resíduos que não dominam bem a língua inglesa. Os questionários foram pré-testados em alguns inquiridos antes da realização do estudo propriamente dito, a fim de obter feedback sobre a recetividade e a compreensão das perguntas. Foi preparado um guião de entrevista normalizado para as entrevistas aprofundadas.

2.15 Recolha de dados

A recolha de dados foi efectuada durante os meses de outubro a dezembro de 2016 no campus do Indira Gandhi Medical College and Hospital Shimla. A recolha de dados envolveu as seguintes etapas.

- **Entrevistas aprofundadas de informadores-chave** - As entrevistas aprofundadas foram organizadas para três informadores-chave identificados, ou seja, superintendentes médicos adjuntos, administrador do hospital e responsável nodal pela gestão dos resíduos biomédicos da instituição. As entrevistas foram organizadas nas salas dos informadores, mediante marcação prévia. Foi preparado um guião para a entrevista, composto por cerca de 15 perguntas abertas. A entrevista com o administrador do hospital durou 35-40 minutos, enquanto a duração das outras duas entrevistas foi de cerca de 25-30 minutos. Os dados em bruto foram registados através de notas rudimentares. Os dados sobre a quantidade média de resíduos produzidos pela instituição nos últimos três meses foram registados a partir dos relatórios de progresso apresentados por vários departamentos da faculdade.
- **Dados através de questionários** - Foram distribuídos questionários semi-estruturados modificados a 60 participantes de três categorias diferentes. Foram contactados 20 médicos de diferentes departamentos clínicos e para-clínicos para participarem no estudo. Dos 20 médicos selecionados para o estudo, todos preencheram os questionários e assinaram a secção de consentimento informado do documento.

Na segunda fase, foram selecionados para o estudo 20 participantes da fraternidade para-médica. Todos os membros preencheram os questionários. Por último, foram selecionados para o estudo 20 participantes de entre os manipuladores de resíduos. Para eles, os questionários normalizados modificados foram simplificados e traduzidos para a língua hindi, a fim de ultrapassar a barreira linguística. Todos os 20 participantes preencheram os questionários e assinaram a secção do consentimento informado.

- **Dados obtidos através da observação participante**

Foram escolhidos dois locais para a observação participante. Em primeiro lugar, os dois departamentos clínicos e os dois departamentos para-clínicos foram visitados durante a manhã e todo o processo de tratamento de dados, separação, embalagem e transporte foi registado. Foram também recolhidas algumas provas fotográficas. A unidade central de processamento da instituição foi também visitada para observar como esta unidade trata os resíduos biomédicos recebidos dos diferentes departamentos da instituição médica. Neste local, foram registadas provas escritas e fotográficas.

2.16 Tratamento dos dados

O estudo revelou diferentes tipos de dados textuais, empíricos e fotográficos.

- **Dados descritivos e textuais** - Os questionários, as entrevistas e os participantes conduziram a enormes dados não organizados e em bruto sobre as percepções e perspectivas de várias partes interessadas no estudo. Os dados recolhidos incluíram a reflexão de vários participantes sobre a compreensão das regras de gestão e manuseamento biomédico de 1998 e a sua aplicação contextual. Os diferentes grupos mostraram variações na compreensão e interpretação destas regras. Além disso, cada grupo reflectiu invariavelmente sobre possíveis medidas necessárias para melhorar a gestão de resíduos da instituição e quais eram, na sua opinião, os constrangimentos. A totalidade dos dados textuais foi organizada sequencialmente para posterior análise.

- **Dados empíricos** - Os vários instrumentos de recolha de dados também deram origem a alguns dados numéricos ou quantitativos sobre a produção média diária de resíduos na instituição. Os outros dados numéricos incluíam o número de vezes que os resíduos são geridos no departamento em questão, o número e o tipo de caixotes de lixo e sacos disponíveis e foram também registados alguns dados dicotómicos que reflectem o nível de sensibilização.

- **Dados fotográficos** - Durante o estudo, alguns dados fotográficos foi também registada a prática corrente de manuseamento de resíduos, segregação, embalagem e métodos de transporte seguidos pelos diferentes departamentos da instituição.

2.17 Processamento de dados

- **Dados dos questionários** - A primeira ferramenta de processamento utilizada para os dados do questionário foi a validação dos dados. Através da validação dos dados, as perguntas não respondidas pela maioria dos participantes foram excluídas. A ferramenta de processamento seguinte aplicada foi a partição de respostas. Com esta ferramenta, as respostas registadas de três grupos diferentes de informadores foram divididas em subgrupos.

- **Dados empíricos** - A codificação dos dados foi efectuada para os dados nominais e ordinais. Os dados numéricos codificados foram processados utilizando a aplicação estatística manualmente, bem como o software estatístico Epi Info 7.

- **Dados** fotográficos-   os dados fotográficos digitais foram devidamente tratados, legendados e utilizados para apoiar a conclusão, tal como descrita por dados descritivos e numéricos.

2.18 Administração de ferramentas e técnicas

Para a administração das ferramentas e técnicas, foram seguidos os seguintes passos em sequência.

1. **Considerações éticas** - Antes de efetuar o estudo, foram tidas em conta as seguintes considerações éticas.
   - **Consentimento informado** - O consentimento informado, escrito e assinado, foi obtido de cada participante antes do início do estudo. Os participantes foram informados sobre o objetivo básico do estudo e sobre o papel que irão desempenhar no mesmo. Foi-lhes explicado o carácter voluntário do estudo e que podem abandonar o inquérito em qualquer altura por sua própria vontade.
   - **Confidencialidade** - Foi dada aos participantes a garantia de que as informações por eles fornecidas seriam mantidas confidenciais.
   - **Anonimato** - Todos os participantes foram informados de que as suas identidades não seriam reveladas em nenhuma fase e que as informações por eles fornecidas não seriam relacionadas com eles.

Acesso dos guardiões - Foi obtida a autorização formal dos guardiões para aceder à instituição e administrar os instrumentos de recolha de dados. Os superintendentes médicos adjuntos do Indira Gandhi Medical College and Hospital Shimla foram contactados para obter autorização formal de acesso à instituição

2.19 Instrumentos estatísticos utilizados

Qui-quadrado,

O qui-quadrado é uma medida estatística utilizada no contexto da análise de amostras para comparar uma variância com uma variância teórica. Sendo um teste não paramétrico, pode ser utilizado para determinar se os dados categóricos mostram dependência ou se as duas classificações são independentes. Também pode ser utilizado para efetuar comparações entre populações teóricas e dados reais quando são utilizadas categorias.

No quadro, há cinco categorias de sensibilização que incluem a sensibilização para as práticas gerais, as práticas de segurança, os relatórios, a atribuição de recursos e o controlo de qualidade. Há a resposta negativa observada e a resposta positiva observada. Os cálculos são apresentados no quadro 4.1.

Referências

AzageMuluken ,GebrehiwotHaimanot, MollaMesafmt, (2013) Práticas de gestão de resíduos de cuidados de saúde entre os profissionais de saúde em unidades de saúde da cidade de Gondar, Noroeste da Etiópia Florestas, Notificação N. S.O.630 (E).

Anónimo, (1997) Organização Mundial de Saúde, Gabinete Regional do Sudeste Asiático. Seguro
Management of Wastes from Health Care Activities (Gestão de resíduos de actividades de cuidados de saúde). Anónimo, (2000) Guide lines for common hazardous waste incineration Central Pollution Control Board Ministry of Environment & Forests Hazardous Waste Management Series HAZWAMS/30/2005-06.

Askarian M, Vakili M, Kabir G, (2004) Hospital waste management status in university hospitals of the Fars province, Iran. Int. J. Environ. Health Res. 14, 295-305.

Bathma Vishal, LikharSwarn K, Mishra Mahesh K, AthavaleArvind V, Agarwal Sanjay, Shukla Uma S (2012) Avaliação dos conhecimentos do pessoal hospitalar relativamente à gestão de resíduos biomédicos num hospital de cuidados terciários

Chethana, Thirthahali, Hemanth, Gauthan, Melur, Sreekanthia, Pruthvish (2014) Uma análise situacional e problemas na gestão de resíduos biomédicos em pequenas unidades de saúde selecionadas numa

Da Silva, CE, Hoppe AE, Ravanello MM, Mello N, (2005) Gestão de resíduos hospitalares no sul do Brasil. Gestão de Resíduos. 25, 600-605.

Edward H. Rau, Robert J. Alaimo, Peter C. Ashbrook, Sean M. Austin, Noah Borenstein, Michael R. Evans (2001) Minimization and Management of Wastes from Biomedical Research.

Glenn McR, Garwal R, (1999) Clinical waste in Developing Countries. An analysis with a Case Study of India, and a Critique of the Basle- TWG Guidelines.

Gupta, Saurabh, Boojh, Ram, Mishra, Ajai, Chandra, Hem (2008) Rules and Management of Biomedical Waste at Vivekamanda Polyclinic: Um estudo de caso

Kelkar R, (1998) A practical approach to hospital waste management in India. Industrial Safety Chronicle, outubro-dezembro, pp. 67-70.

MohapatraArchisman, Gupta Manoj K, ShivalliSiddharudha, Mishra CP, Mohapatra SC (2012) Biomedical Waste Management Practices of Doctors: An Online Snapshot

Pinto, Violet, Joshi Sumedha M, Velankar (2014) Um Estudo Comparativo de Conhecimentos e Atitudes Relativas à Gestão de Resíduos Biomédicos com uma Intervenção Preliminar num Centro Académico

Shah, S., Mehta, M., Mukherjee, M.D. (2001) Occupational Health Hazards Encountered at Health Care Facility and Medical College in India (Riscos para a saúde ocupacional encontrados em instalações de cuidados de saúde e faculdades de medicina na Índia). Associação Americana de Higiene Industrial

CAPÍTULO 3

ANÁLISE E INTERPRETAÇÃO

Este capítulo é dedicado à análise dos dados recolhidos com a ajuda de diferentes instrumentos no Indira Gandhi Medical College Shimla HP, Índia.

3.1 Perfil do inquirido

Género dos inquiridos- A tabela 3.1 representa a composição dos inquiridos que participaram no estudo

Tabela 3.1: Género dos inquiridos

S.N.	Response	No. of Respondents
1	Male	18(28%)
2	Female	46(72%)
	Total	64(100%)

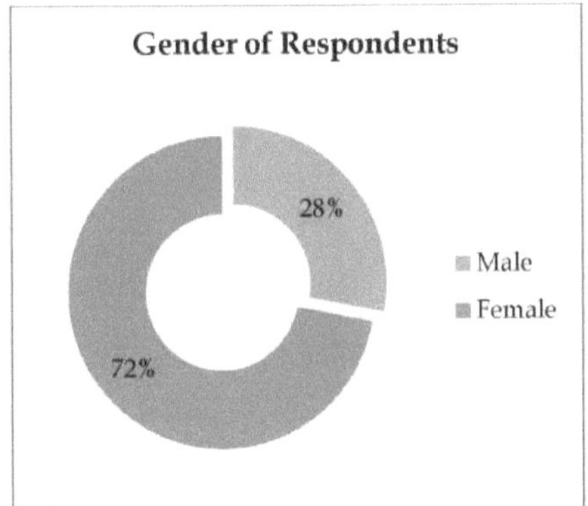

X^2 cal= 12.24 X^2 (0.05) =3.84

Os dados revelaram que, dos 64 inquiridos, 28% eram homens e 72% eram mulheres. A hipótese nula de que não existe uma diferença significativa na opinião dos inquiridos ao estudá-los com base no género é rejeitada, uma vez que o valor calculado é superior ao valor da tabela a um nível de significância de 5%. Pode concluir-se que as mulheres são significativamente mais numerosas do que os homens inquiridos.

3.2 Profissão dos inquiridos - A tabela 3.2 mostra a distribuição dos participantes

com base na sua experiência profissional.

Quadro 3.2: Contexto profissional dos participantes

S.N.	Medical Doctors	Nurses	Waste Handlers	Total
1.	23(36%)	21(33%)	20(31%)	64 (100%)

X^2 cal= 0.31 X^2 (0.05) =5.991

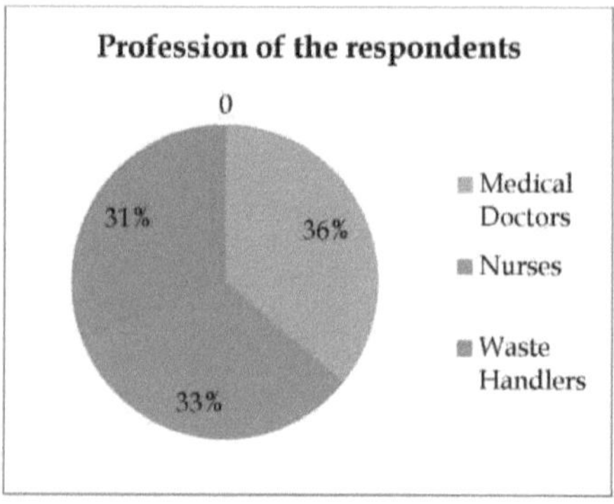

Os dados sobre a composição profissional dos inquiridos no estudo revelaram que 36% dos participantes eram médicos, 33% eram enfermeiros e os restantes 31% eram manipuladores de resíduos. Como o valor calculado é inferior ao valor da tabela, isto mostra que a hipótese nula é aceite, o que significa que os antecedentes profissionais dos médicos, dos manipuladores e dos enfermeiros estão representados no estudo sem qualquer diferença significativa.

3.3 Produção média diária aproximada de resíduos biomédicos no Indira Gandhi Medical College and Hospital Shimla.

Tabela 3.3: Produção média diária de resíduos biomédicos

S.N.	Waste Generation Section	Approximate per day generation of biomedical waste
1.	Wards	20 Kg -35 Kg
2.	OPDs	15 Kg -20 Kg
3.	Laboratories	3 Kg – 5 Kg
4.	Teaching and Research	2 Kg – 5 Kg
	Total	40Kg -65 Kg

Os diferentes departamentos do hospital e da faculdade produzem resíduos biomédicos em diferentes gamas. As enfermarias e os centros de dia contribuem com mais resíduos, seguidos dos laboratórios e dos departamentos de ensino. A produção média diária de resíduos biomédicos no Indira Gandhi Medical College varia entre 40 kg e 65 kg por dia.

3.4 Formação académica dos inquiridos

Tabela 3.4: Educação dos inquiridos

S.N.	Particulars	No. of Respondents
1	Post Graduate	23(36%)
2	Graduate	21(33%)
3	Undergraduate	20(31%)
	Total	64(100%)

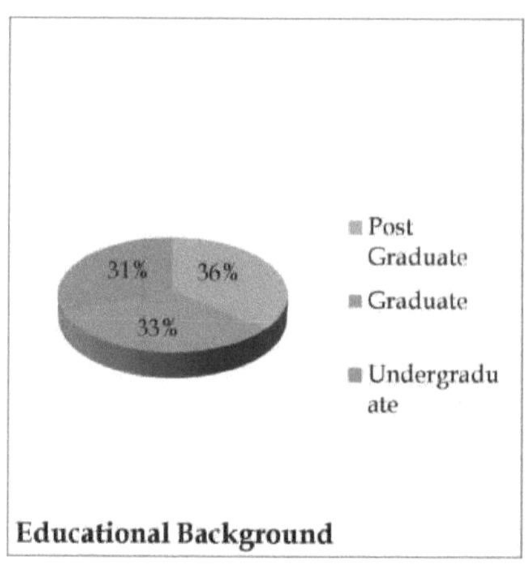

Educational Background

Os resultados mostraram que, de um total de 64 inquiridos, 36% eram pós-graduados, na sua maioria médicos de diferentes disciplinas (quadro 3.4.1). 33% dos inquiridos eram licenciados. Estes eram os membros do pessoal paramédico. Os restantes 31% pertenciam à categoria dos licenciados. Esta população era representada pelos manipuladores de resíduos.

3.5 Sensibilização para as regras de gestão dos resíduos biomédicos de 2016

100% dos inquiridos afirmaram ter conhecimento das novas regras de gestão de resíduos biomédicos, conhecidas como Regras de Gestão de Resíduos Biomédicos de 2016, que entraram em vigor na instituição desde março de 2016.

3.6 . Papel na gestão dos resíduos biomédicos

Tabela 3.6: Papel desempenhado pelos inquiridos na gestão de resíduos

S.N.	RESPONSE	NUBMER OF RESPONDENTS
1.	Handle the waste	31 (48%)
2.	Supervision of waste handling and management	33(52%)
	Total	64(100%)

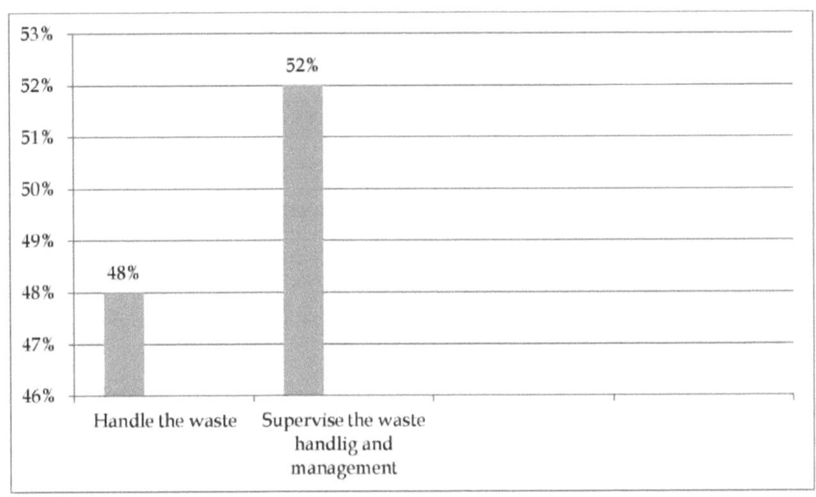

Dos 64 participantes que participaram no estudo, 48% estavam diretamente envolvidos no tratamento dos resíduos biomédicos, enquanto 52% supervisionavam o trabalho de gestão dos resíduos.

3.7 . Utilização de medidas de proteção na gestão de resíduos

Tabela 3.7: Utilização de medidas de segurança durante a gestão de resíduos biomédicos

S.N.	NAME OF PROTECTIVE MEASURES	Number of Respondents
1	Wear Gloves only	14(22%)
2	Wear Gloves and masks	20(31%)
3	Wear Gloves , masks and aprons	30(47%)
	Total	64(100%)

X^2 cal= 6.22 X^2 (0.05) =5.991

Os participantes revelaram diferenças na extensão das medidas de segurança utilizadas durante o manuseamento e a gestão dos resíduos biomédicos. 22% dos utilizam apenas luvas durante o manuseamento dos resíduos. Outros 31% dos inquiridos utilizam luvas e máscaras durante o manuseamento dos resíduos biomédicos. Apenas os restantes 47% dos inquiridos de utilizam luvas, máscaras e aventais durante o manuseamento e a gestão dos resíduos biomédicos. Uma vez que o valor calculado é superior ao valor da tabela, a hipótese nula é rejeitada. Assim, pode concluir-se que a sensibilização para as medidas de segurança no manuseamento de resíduos biomédicos afecta a utilização de medidas de segurança pelos inquiridos.

3.8 Em que momento é efectuada a segregação dos resíduos biomédicos
Tabela 3.8: Separação dos resíduos biomédicos

S.N.	Segregation Point	No. of Respondents
1	Segregation done at the point of collection	6 (9%)
2	Segregation is done at point of generation	51 (80%)
3	Segregation done at point of packaging	7 (11%)
	Total	64

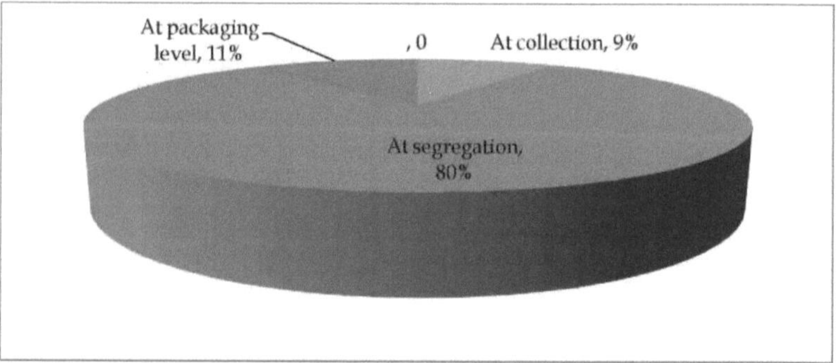

Cerca de 80% dos inquiridos revelaram que a segregação dos resíduos biomédicos é feita no ponto de produção. Apenas 9% consideram que a segregação deve ser efectuada no ponto de recolha. 11% dos inquiridos revelaram que a segregação pode ser feita no ponto de acondicionamento.

3.9 . Sensibilização para os caixotes do lixo com código de cores

Quadro 3.9: Nível de conhecimento dos contentores de lixo com código de cores

S.N.	Types of Bins/bag	No. of Respondents knowing about the bin
1	Yellow	64 (100%)
2	Red	64 (100%)
3	Blue Box	20 (31%)
4	White Opaque Box	10 (16%)
5	Black	64(100%)

100% dos participantes mostraram compreender e conhecer os contentores amarelos, vermelhos e pretos que estão a ser utilizados para a gestão dos resíduos biomédicos na instituição. No entanto, poucos conhecem os contentores opacos brancos e azuis recentemente introduzidos. 18% mostraram conhecimento sobre os contentores opacos brancos, enquanto 37% dos inquiridos conheciam as caixas de cartão azuis.

3.10 . Sensibilização para o manuseamento de material cortante

Table 3.10: Manuseamento de objectos cortantes

S.N.	Handling of sharp objects	No. of Respondents knowing about the bin
1	Burn and break the needle	5(8%)
2	Treat broken sharps with chemical(Sodium Hypo chloride)	-
3	Both of the above	59(92%)
	Total	**64 (100 %)**

92% dos inquiridos tinham conhecimento de ambas as etapas do manuseamento de material cortante. Estavam a seguir a prática de destruição e tratamento químico do material cortante antes de o embalar e transportar para a unidade de recolha central. Apenas 8% dos inquiridos seguiam apenas o primeiro passo e ignoravam o tratamento químico do material cortante.

3.11 Avaliação da gestão biomédica pelos inquiridos

Tabela 3.11: Avaliação do sistema biomédico do hospital pelos inquiridos

S.N.	Response	No. of Respondents
1	Good	25(39%)
2	Needs Improvement	39(61%)
	Total	64(100%)

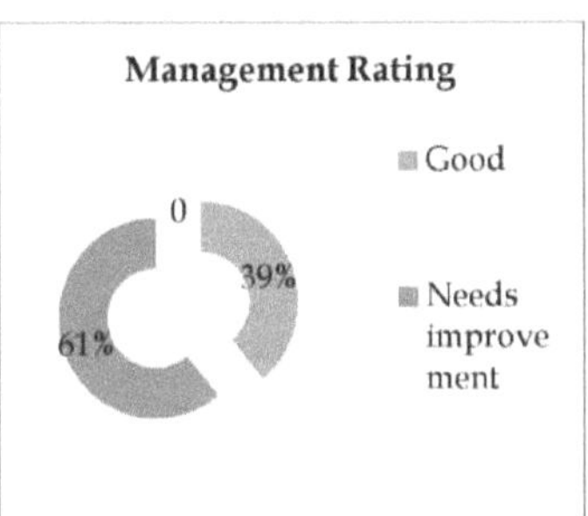

X^2 cal= 3.06 X^2 (0.05) =3.84

Os dados do quadro 3.11 mostram que 61% dos inquiridos consideram que é possível melhorar a gestão global do sistema de resíduos biomédicos da Indira Gandhi Medical College Shimla. No entanto, 39% dos inquiridos manifestaram satisfação com o atual nível de gestão dos resíduos biomédicos. O valor calculado é inferior ao valor da tabela, pelo que a hipótese nula é aceite. Isto significa que não existe uma diferença significativa entre as duas opiniões expressas pelos inquiridos.

3.12 Avaliação das normas de segurança pelos inquiridos

Quadro 3.12: Medidas de segurança Classificação

S.N.	Response	No. of Respondents
1	Good	35(55%)
2	Needs Improvement	29(45%)
	Total	64(100%)

X^2 cal= 0.56, X2 (0.05) =3.84

No que diz respeito às medidas de segurança durante o manuseamento e a gestão dos resíduos biomédicos, 55% dos inquiridos consideraram que as medidas de segurança estavam à altura das expectativas, enquanto 45% dos inquiridos foram da opinião de que estas medidas podem ainda ser melhoradas. Como o valor calculado é inferior ao valor da tabela, a hipótese nula é verdadeira e não há diferença significativa entre as opiniões dos inquiridos.

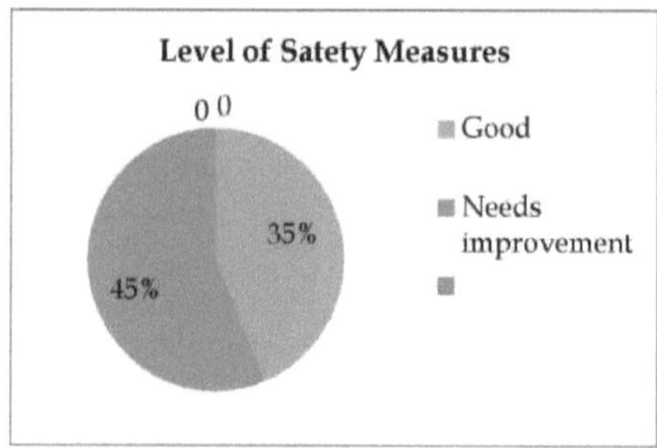

3.13   Manutenção de registos de resíduos biomédicos

Quadro 3.13: Classificação da manutenção de registos

S.N.	Response	No. of Respondents
1	Good	42(66%)
2	Needs Improvement	22(34%)
	Total	**64(100%)**

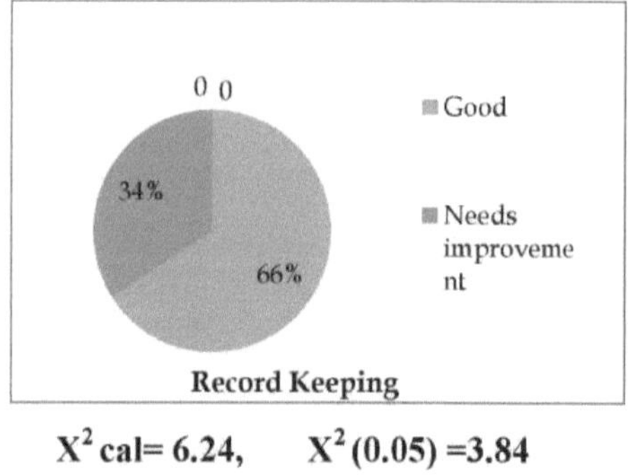

X^2 cal= 6.24, X^2 (0.05) =3.84

A Tabela 3.13 mostra que 66% dos inquiridos estão satisfeitos com o nível de manutenção de registos da gestão de resíduos biomédicos na Indira Gandhi Medical

College Shimla. No entanto, 34% dos inquiridos consideram que a manutenção de registos relativos à gestão de resíduos precisa de ser melhorada . Como o valor calculado do qui-quadrado é superior ao valor da tabela, a hipótese nula é rejeitada. Isto significa que existe uma diferença significativa entre as opiniões expressas pelos inquiridos.

3.14 Afetação de recursos (materiais e humanos)

Quadro 3.14:   Situação da afetação de recursos

S.N.	Response	No.of Respondents
1	Adequately	15(23%)
2	Needs Improvement	49(77%)
	Total	**64(100%)**

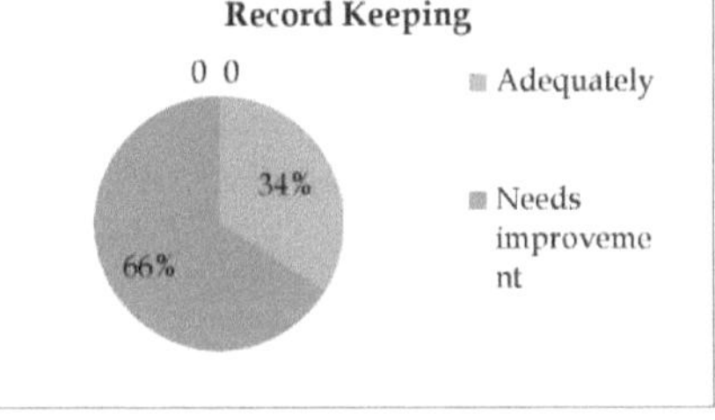

X^2 cal= 18.06, X^2 (0.05) =3.84

Os dados do quadro 3.14 mostram que há uma grande necessidade de melhorar os recursos para uma gestão eficaz dos resíduos biomédicos na Indira Gandhi Medical College Shimla. 66% dos inquiridos sentiram a necessidade de melhorias, enquanto 34% estavam satisfeitos com o nível atual de atribuição de recursos. O valor calculado do qui-quadrado é superior ao valor da tabela, pelo que a hipótese nula é rejeitada. Isto significa que existe uma diferença significativa entre as opiniões expressas pelos inquiridos. Há necessidade de melhorar a afetação de recursos.

3.15   Controlo da qualidade da gestão dos resíduos biomédicos

Quadro 3.15:   Nível de controlo de qualidade

S.N.	Response	No. of Respondents
1	Regularly	39(61%)
2	Irregularly	25(39%)
	Total	64(100%)

X^2 cal= 3.06, X^2 (0.05) =3.84

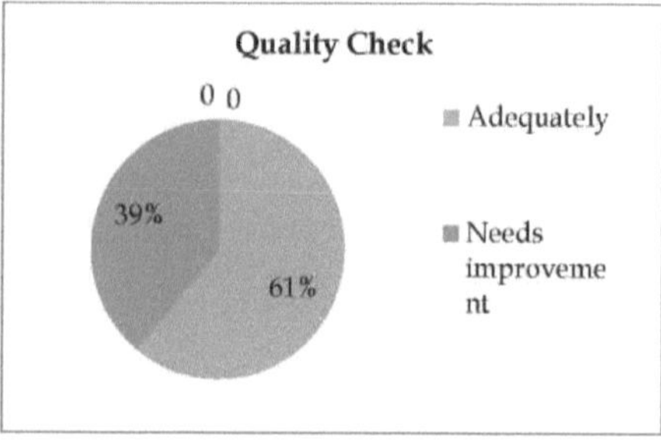

Os dados mostram que 61% dos inquiridos consideram que as autoridades da Indira Gandhi Medical College Shimla efectuam regularmente controlos de qualidade da gestão dos resíduos biomédicos.

No entanto, 39% dos inquiridos expressaram a sua opinião de que o controlo de qualidade não é regular. O valor calculado do qui-quadrado é inferior ao valor da tabela, pelo que a hipótese nula é verdadeira. Isto significa que não há diferença entre as opiniões dos inquiridos.

3.16 Sugestões para a melhoria da gestão dos resíduos biomédicos da Indira Gandhi Medical College Shimla.

Quadro 3.15: Sugestões dadas pelos inquiridos.

S.N.	PARTICULAR SUGGESTION	NO. OF RESPONDENTS
1.	New Bio-medical Waste Management rules should be implemented strictly	20 (31%)
2.	Regular trainings should be given to staff members	30 (47%)
3.	There should be more allocation of resources	64 (100%)
4.	The hospital should provide more transportation trolleys for carrying the waste	30 (47%)
5.	There should be adequate supply of safety measures like gloves, masks, aprons, boots etc.	30 (47%)
6.	Option 1,2,3	20 (31%)
7.	Options 2,3,4	30 (47%)
8.	All the above options	10 (16%)

Os inquiridos apresentaram os seus comentários e sugestões de acordo com as suas experiências e conhecimentos individuais. 31% dos inquiridos sugeriram a necessidade de um cumprimento rigoroso das novas regras de gestão biomédica, de formações regulares e de uma maior afetação de recursos. 47% dos inquiridos sentiram a necessidade de recursos, formações e carrinhos de transporte. 16% dos inquiridos sugeriram todas as opções enumeradas no quadro

3.17 Teste do Qui-Quadrado

No quadro, há cinco categorias de sensibilização que incluem a sensibilização para as práticas gerais, as práticas de segurança, os relatórios, a atribuição de recursos e o controlo de qualidade. Há a resposta negativa observada e a resposta positiva observada. Os cálculos são apresentados em seguida:

Awareness category	Negative Response			Positive Response			Total
	Observed (O)	Expected (E)	$(O-E)^2/E$	Observed (O)	Expected (E)	$(O-E)^2/E$	
General management	39	33	1.09	25	31	1.16	64
Safety measures	29	33	0.48	35	31	0.51	64
Record Keeping and Reports	22	33	3.67	42	31	3.90	64
Resource Allocation	49	33	7.76	15	31	8.26	64
Quality Control	25	33	1.94	39	31	2.06	64
	164		**14.94**	**156**		**15.89**	**320**

Sample Size N =320

Valores esperados:
- Resposta negativa = (64) (164)/320 = 33
- Resposta positiva = (64) (156)/320 = 31

$X^2 = \sum (O-E)^{(2)}/E$

Resposta positiva $X^2 = \sum (O-E)^{(2)}/E = 15,89$

Resposta negativa $X^2 = \sum (O-E)^{(2)}/E = 14.94$

Qui-quadrado calculado $X^2 = 15,89+14,94 = 30,83$ O grau de liberdade é = 4.

O valor crítico do qui-quadrado utilizando tabelas com um nível de confiança de 0,05 dá 9,49, ou seja, X^2crítico = $X^2$0,05, 4 = 9,49.

Uma vez que o qui-quadrado calculado é superior ao qui-quadrado crítico, a hipótese

H0 é rejeitada em . Neste caso, conclui-se que as práticas de gestão de resíduos biomédicos da Indira Gandhi Medical College Shimla dependem do cumprimento das regras de gestão de resíduos de 2016 e da sensibilização dos membros do pessoal da instituição.

3.18 Tipos de resíduos biomédicos no Indira Gandhi Medical College and Hospital Shimla

Os diferentes tipos de resíduos gerados durante o tratamento de rotina e as práticas de ensino da instituição foram categorizados de acordo com o calendário descrito nas Regras de Manuseamento e Gestão de Resíduos Biomédicos de 2016. As categorias de resíduos incluíam: gerais, patológicos, infecciosos, radioactivos, farmacêuticos, químicos, pressurizados e cortantes.

Os resíduos gerais foram encontrados em todos os departamentos sob diferentes formas e foram segregados em caixotes de lixo pretos e em sacos de lixo. Os resíduos cortantes foram segregados em caixas para cortantes em todos os departamentos.

A maior parte dos serviços, com exceção dos serviços de apoio, produzia os diferentes tipos de resíduos, mas a unidade de radiologia apenas produzia resíduos gerais, químicos e radioactivos, devido à natureza dos procedimentos aí realizados.

Em todos os serviços, verificou-se que os resíduos eram separados por um código de cores, de acordo com as instruções dadas pela direção do hospital, mas alguns membros do pessoal não seguiam este procedimento por falta de sensibilização ou por esquecimento, por não terem sido recordados após a introdução inicial. Por vezes, os resíduos de diferentes departamentos misturam-se e o que poderia ser eliminado em segurança sem tratamento torna-se infecioso ou perigoso e tem de ser incinerado antes da eliminação final.

3.19 Gestão de resíduos gerais

Os resíduos gerais do hospital são constituídos por: resíduos orgânicos - principalmente restos de comida e produtos de cozinha, resíduos de papel, resíduos de plástico, garrafas. Todos os departamentos do hospital produzem resíduos gerais que são, na sua maioria, recolhidos num contentor de lixo verde ou preto e revestidos e, quando o contentor está cheio, o pessoal de limpeza responsável recolhe os resíduos para os colocar em sacos de polietileno pretos. A partir daí, estes caixotes pretos são transportados para a unidade central de recolha de resíduos, onde um veículo municipal recolhe os resíduos e os transporta diariamente para a estação centralizada de tratamento de resíduos.

3.20 Gestão de resíduos sólidos e químicos em contentores amarelos

Os resíduos, que incluem resíduos anatómicos humanos, resíduos anatómicos animais, medicamentos fora de prazo, resíduos químicos, resíduos líquidos, roupa de cama fora de uso, resíduos microbiológicos, resíduos biotecnológicos e medicamentos citotóxicos, são recolhidos em sacos ou contentores de plástico amarelo sem cloro e transportados para a unidade central de recolha. A unidade central de recolha transporta estes resíduos para a incineradora.

3.21 Gestão de objectos cortantes e de vidro

De acordo com as diretrizes revistas, o material cortante, que inclui metais, agulhas, seringas de agulha fixa, bisturis, lâminas, etc., é recolhido em contentores brancos translúcidos. Estes são à prova de perfuração e de fugas. Estes contentores são transportados para a unidade central de recolha para posterior tratamento e transporte para a incineradora. O restante material cortante, como objectos de vidro, vidros partidos ou fora de uso e implantes metálicos, é recolhido em caixas de cartão com marcas azuis. Estes são posteriormente transportados para a unidade central de recolha.

3.22 Gestão do material plástico

O Indira Gandhi Medical College and hospital utiliza sacos e contentores de plástico não clorados de cor vermelha para a recolha de materiais plásticos recicláveis, conjuntos I/V, sacos de urina, seringas, recipientes de férias, etc. Após a recolha, o material plástico é enviado para a unidade central de processamento para autoclavagem e trituração. Depois disso, o material é transportado para o incinerador para eliminação final.

3.23 Gestão de resíduos mistos

O Indira Gandhi Medical College and hospital Shimla enfrenta o desafio de lidar com resíduos mistos provenientes de diferentes departamentos devido à negligência de vários responsáveis pelo tratamento de resíduos.

Alguns manipuladores de resíduos também misturaram os resíduos, apesar da presença de contentores com códigos de cores para a separação dos resíduos nos diferentes departamentos. Tal deveu-se a negligência ou falta de sensibilização por parte de alguns membros do pessoal que não tinham recebido formação sobre o manuseamento seguro dos resíduos ou que se tinham esquecido das práticas de gestão.

A prática do código de cores está a ser seguida pela maioria dos departamentos do hospital, mas ainda há alguns indivíduos que negligenciam a utilização dos códigos de cores (figura 3.22).

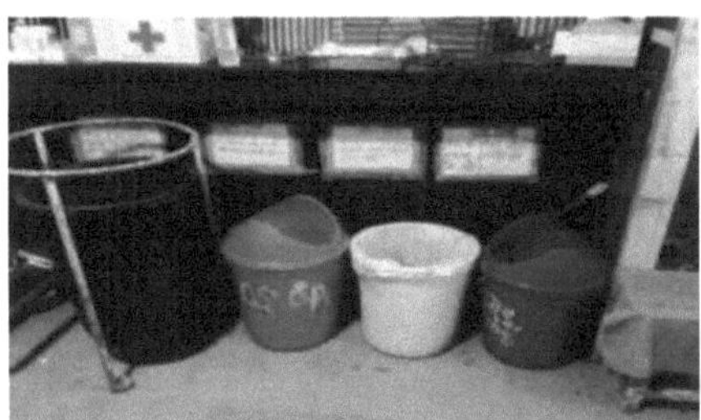

3.24 Caixotes de lixo com códigos de cores e caixas de cartão etiquetadas instalados no serviço de urgência do hospital para recolha de diferentes tipos de resíduos biomédicos

3.25 Transporte de contentores de resíduos

O Hospital disponibilizou carrinhos com rodas e carrinhos para o transporte de resíduos dentro das instalações, mas apenas estão disponíveis alguns carrinhos e a maioria dos contentores é transportada manualmente para a unidade central de recolha da instituição.

CAPÍTULO 4
RESUMO CONCLUSÕES E DEBATES

Os dados da investigação foram recolhidos através de questionários como instrumento primário de investigação, entrevistas informais, entrevistas com guias turísticos e observação utilizando uma lista de controlo.

4.1 Resumo e conclusões

O Indira Gandhi Medical College and Hospital é uma instituição bem gerida e funciona de forma eficiente para satisfazer as necessidades de serviços médicos dos seus pacientes. O hospital gera diferentes categorias de resíduos, que são, em certa medida, geridos dentro de padrões aceitáveis, uma vez que todos os resíduos são segregados na fonte de produção e passam por diferentes fases de gestão de resíduos antes da eliminação final. O pessoal está sensibilizado para os diferentes aspectos das práticas do hospital no que diz respeito ao manuseamento de resíduos, às políticas e à segurança e proteção da saúde ambiental. Os informadores-chave, ou seja, o superintendente médico adjunto, o superintendente de enfermagem, o responsável nodal pelos resíduos biomédicos e o responsável pela incineradora, reflectiram sobre as potenciais lacunas na aplicação das regras de gestão dos resíduos biomédicos de 2016. Através de entrevistas aprofundadas, os informadores-chave explicaram que é no ponto de geração dos resíduos biomédicos que, devido à negligência dos profissionais de saúde juniores, os resíduos biomédicos não são segregados de acordo com o calendário recomendado. A outra questão prende-se com os manipuladores de resíduos. Como os manipuladores de resíduos pertencem ao pessoal de saneamento subcontratado que está sempre a mudar e a rodar. Assim, devido à falta de conhecimentos, os manipuladores cometem alguns erros durante a recolha, a separação e o acondicionamento dos resíduos biomédicos. Por vezes, misturam os resíduos urbanos com os resíduos infecciosos ou separam os resíduos biomédicos em contentores com códigos de cores errados.

Além disso, todos os informadores concordaram com a adoção satisfatória das orientações relativas aos resíduos biomédicos por parte dos enfermeiros que trabalham em diferentes departamentos. Observou-se que seguem cuidadosamente as instruções e interessam-se pela formação e educação em matéria de manuseamento e gestão de resíduos.

No entanto, o relatório fez recomendações essenciais para melhorar a gestão de resíduos que devem ser implementadas pelo Hospital. Devido a alterações nas regras de manuseamento e gestão de resíduos biomédicos de 1998 e à introdução de regras de gestão de resíduos de 2016, existem algumas áreas de preocupação que têm de ser abordadas através da organização de workshops regulares de formação e sensibilização. O hospital também é sensível às necessidades do pessoal e dos seus visitantes, disponibilizando alguma forma de proteção contra artigos perigosos de natureza perigosa.

4.2 Recomendações

O Indira Gandhi Medical College and Hospital produz resíduos de diferentes categorias em diferentes departamentos. O hospital tem gerido com sucesso o manuseamento, tratamento e eliminação adequados dos resíduos por tipo para melhorar e proteger a saúde pública. A separação dos resíduos deve ser sempre da responsabilidade do produtor de resíduos, deve ter lugar o mais próximo possível do local onde os resíduos são produzidos e deve ser mantida em áreas de armazenamento para facilitar o transporte para locais de eliminação seguros. Todas estas fases da gestão de resíduos foram bem geridas pelo hospital, exceto a seguinte;

a) Continua a existir um grande problema de mistura de resíduos e o hospital acaba por incinerar os resíduos misturados que não são separados, o que aumenta o custo da gestão de resíduos.

b) Não é possível quantificar os resíduos produzidos em registos fiáveis.

c) Educação e formação insuficientes do pessoal em matéria de gestão de resíduos hospitalares.

d) Não é claro se o hospital tem um plano de gestão do BMW, uma vez que este não foi disponibilizado ao investigador e os funcionários não sabiam o que era um plano de gestão do BMW.

e) Apesar de o hospital ter implementado diferentes políticas em matéria de segurança sanitária e de BMWM, a percentagem que representa a população que não conhece os procedimentos do por falta de formação ou por desconhecimento é bastante elevada.

O estudo propôs as seguintes recomendações para melhorar a gestão dos resíduos biomédicos do Indira Gandhi Medical College and Hospital Shimla.

- O estudo indica a necessidade de programas de formação para os diferentes níveis do pessoal hospitalar em matéria de gestão de resíduos biomédicos, devendo ser organizada uma formação regular para os profissionais de saúde a todos os níveis, a fim de os dotar de conhecimentos básicos.

- Devem ser definidos parâmetros para medir a quantidade de resíduos biomédicos produzidos pelos diferentes serviços. Esta informação pode contribuir para uma abordagem personalizada e uma afetação de recursos proporcional.

- Deve ser disponibilizada a todos os serviços uma cópia das regras mais recentes de manuseamento e gestão dos resíduos biomédicos. A formação básica sobre a gestão dos resíduos deve fazer parte das orientações para os estudantes e para o pessoal médico recém-nomeado. Uma pessoa com experiência e formação deve ser nomeada responsável pela condução de todos os programas deste tipo na instituição.

- Todas as unidades de cuidados de saúde devem estar preparadas para fazer face a situações inesperadas, como a produção excessiva de resíduos, falhas de energia, avarias de equipamentos e máquinas, greves do pessoal de tratamento de resíduos e dos transportadores. A instituição deve ter uma gestão temporária pronta para enfrentar tais situações.

- Para obter os melhores resultados, os trabalhadores da instalação devem ser identificados como partes interessadas importantes na gestão de resíduos e incluídos no processo de definição de políticas desde o início. Isto torná-los-ia mais responsáveis e responsabilizáveis

- Todos os contentores e sacos devem ostentar marcas e rótulos claros e legíveis, de modo a serem lidos e compreendidos claramente. No India Gandhi Medical College Shimla, as caixas afiadas apresentavam claramente a rotulagem e o sinal de risco biológico impresso nas caixas. A rotulagem e as informações básicas não eram claras em muitas caixas azuis e brancas, como se viu nas enfermarias.

São feitas as seguintes recomendações ao pessoal envolvido direta ou indiretamente no manuseamento de resíduos biomédicos.

- Os resíduos devem ser recolhidos diariamente (ou com a frequência necessária) e transportados para a unidade central de recolha.
- Os sacos devem ser colocados de acordo com o local especificado, o tipo de resíduos (por exemplo, resíduos gerais, resíduos biomédicos, resíduos orgânicos, etc.) e o seu conteúdo.
- Os sacos ou contentores devem ser imediatamente substituídos por novos do mesmo tipo. Deverá estar imediatamente disponível um abastecimento de sacos de recolha ou contentores novos em todos os locais onde são produzidos resíduos.

4.3 Limitações

Uma das limitações deste projeto é a sua limitada generalização. O projeto conseguiu descrever a mudança de desenvolvimento e a sequência do comportamento das pessoas ao longo do tempo. A informação qualitativa gerada pelo estudo pode sofrer de enviesamento. Uma vez que o estudo utilizou amostras que podem não representar adequadamente a população-alvo. A outra limitação do estudo é o facto de a Indira Gandhi Medical College ser uma das maiores e mais bem estabelecidas instituições de cuidados de saúde. Para além de prestar cuidados de saúde, dirige também uma faculdade de medicina, uma faculdade de medicina dentária e uma faculdade de enfermagem. A instituição tem cerca de 750 camas. O tipo e a quantidade de resíduos biomédicos gerados na instituição podem variar, tanto em termos de qualidade como de quantidade, em comparação com outras instituições de saúde periféricas do Estado. Além disso, o nível de sensibilização para as mais recentes regras de gestão de resíduos biomédicos de 2016 entre os membros do pessoal da instituição não pode ser comparado com o resto dos prestadores de cuidados de saúde em instituições de saúde periféricas.

4.4 Direcções para investigação futura

O estudo reúne alguns dados sobre as práticas de gestão de resíduos biomédicos do Indira Gandhi Medical College and Hospital Shimla e sobre o nível de compreensão dos diferentes profissionais de saúde envolvidos na gestão e no manuseamento dos resíduos biomédicos. As normas actuais dos procedimentos operacionais podem ser investigadas mais aprofundadamente ao nível do departamento, das enfermarias e dos serviços de consulta externa, a fim de se obterem melhores informações sobre as práticas de gestão dos resíduos biomédicos seguidas na instituição. O estudo cria um roteiro orientador para a identificação de pontos críticos na recolha, segregação, transporte, tratamento e eliminação de resíduos biomédicos. Os pontos de preocupação, por exemplo, as lacunas na segregação no ponto de produção dos resíduos nas enfermarias, constituem uma lacuna importante na gestão dos resíduos biomédicos. O estudo recolheu dados importantes sobre a perspetiva dos médicos, enfermeiros, outros membros do pessoal paramédico e manipuladores de resíduos sobre as regras revistas de gestão dos resíduos biomédicos de 2016. O estudo efectuou uma avaliação das necessidades de formação e educação dos trabalhadores do sector da saúde numa base regular. O estudo identificou lacunas na afetação de recursos a vários equipamentos e medidas de segurança relacionados com a gestão de resíduos biomédicos na instituição. Este aspeto pode ser objeto de uma investigação mais aprofundada para avaliar as lacunas e conceber intervenções adequadas. O estudo recomenda que os âmbitos de investigação sejam qualitativos e quantitativos. A abordagem qualitativa pode recolher dados sobre as perspectivas e experiências de várias partes interessadas envolvidas na gestão dos resíduos biomédicos do Indira Gandhi Medical College and Hospital Shimla. Os estudos quantitativos podem recolher dados sobre a quantidade média diária de resíduos biomédicos produzidos, a quantidade de resíduos biomédicos por cama e a associação dos perigos dos resíduos biomédicos com as infecções hospitalares e a saúde pública em geral.

BIBLIOGRAFIA

AzageMuluken ,GebrehiwotHaimanot, MollaMesafmt, (2013) ,'Práticas de gestão
de resíduos de cuidados de saúde entre os profissionais de saúde em unidades de
saúde da cidade de Gondar, Noroeste da Etiópia

Acharya DB, Meeta S, (2000) Hospital Waste Management. *Minerva Press*, Nova
Deli 2000, pp 15,47.

Almuneef M, Memish Z, (2003) Effective medical waste management: it can be
done. *American Journal of Infection Control*, 31, 188-192.

Anónimo (1998). Biomedical waste (management and handling) rules, The Gazette
of India, Extraordinary, Part II, Section 3(ii), dated 27th July, pp. 10-20, 460.
Ministério do Ambiente e das Florestas, Notificação N. S.O.630 (E).

Anónimo, (1997) Organização Mundial de Saúde, Gabinete Regional do Sudeste
Asiático. Safe Management of Wastes from Health Care Activities (Gestão segura
de resíduos de actividades de cuidados de saúde). Anónimo, (2000) *Guide lines for
common hazardous waste incineration Central Pollution Control Board Ministry of
Environment & Forests Hazardous Waste Management Series HAZWAMS/30/2005-
06.*

Askarian M, Vakili M, Kabir G, (2004), Situação da gestão dos resíduos
hospitalares nos hospitais universitários da província de Fars, Irão. *Int. J.
Environ. Health Res*. 14, 295-305.

Bathma Vishal, LikharSwarn K, Mishra Mahesh K, AthavaleArvind V, Agarwal
Sanjay, Shukla Uma S (2012) Avaliação dos conhecimentos do pessoal
hospitalar relativamente à gestão de resíduos biomédicos num hospital de
cuidados terciários

Barbara L. VergetisLundin (2001):The Hospital of the Future Hem Chandra, K.
Jamaluddin, Leela Masih, KasturiAgnihotri, (2006) Cost-Benefit
Analysis/Containment in Biomedical Waste Management: Model for
Implementation
Baccini P, Brunner P, (1991) The Metabolism of the Anthroposphere, Springer
Verlag, Berlim, 1991

Baveja, G., Muralidhar, S. & Aggarwal, P.(2000) Hospital waste management- an
overview. Hospital Today, 5, 9 485-486.

Bdour A, (2004) Guideline for the Safe Management of Medical, Chemical, and
Pharmaceutical Waste, National Institute for Environmental Training, Riyadh,
Saudi Arabia.

Cambridge University Journals (2008) Environment and Development Economics. Volume 13 Parte 1 Dasimah Omar, SitiNurshahidaNazli, SubramaniamKaruppannan (2012) Clinical Waste Management in District Hospitals of Tumpat, BatuPahat and Taiping in Malaysia.

Chethana, Thirthahali, Hemanth, Gauthan, Melur, Sreekanthia, Pruthvish (2014) Uma análise situacional e problemas na gestão de resíduos biomédicos em pequenas instalações de cuidados de saúde selecionadas numa ala de BruhatBungaluraMahanagaraPalike, Bangalore, Índia.

Chitnis V, Chitnis S, Patil S, Chitnis DS, (2002) Is Inefficient In Decontaminating Blood Containing Hypodermic Needles. *Indian J Med Microbiol*; 20, 215-218.

Chitnis V, Chitnis S, Patil S, Chitnis DS, (2003) Treatment of discarded blood units: disinfection with hypochlorite/formalin verses steam sterilization. *Indian J Med Microbiol* 21, 265-267.

Chitnis V, Patil S, Chitnis DS, (2000) Efluentes do Hospital Ravikant: A Source of Multi drug Resistant Bacteria. Current Sciences 79, 535-540.

Chitnis V, Vaidya K, Chitnis DS, (2005) Biomedical waste in laboratory medicine: Audit and management, Indian *Journal of Medical Microbiology, 23 (1):6-13 J. Int. Environmental Application & Science*, Vol. 4 (1): 65-78 (2009)

Current Science, Vol. 95, No. 4, 25 AGOSTO 2008 Doenças infecciosas e eliminação de resíduos biomédicos

Da Silva, CE, Hoppe AE, Ravanello MM, Mello N, (2005) Gestão de resíduos hospitalares no sul do Brasil. Gestão de Resíduos. 25, 600-605.

Das NK, Sushant P, Jayaram K, (2001) A TQM Approach to Implementation of Handling and Management of Hospital Waste in Tata Main Hospitals. *The official Journal of the Indian Society of Health Administrator*, 11, 75-78.

Edward H. Rau, Robert J. Alaimo, Peter C. Ashbrook, Sean M. Austin, Noah Borenstein, Michael R. Evans (2001) Minimization and Management of Wastes from Biomedical Research.

Forum for the Future; Action for a Sustainable World (2009) Toolkit on ESG for Fund Managers; Adding Value through Effective Environmental, Social and Governance Management.

Gayathri VP, Kamala P, (2005) Biomedical solid waste management in an Indian hospital: a case study (Gestão de resíduos sólidos biomédicos num hospital indiano: um estudo de caso). Waste Management, 25, 6, pp.592-599.

Glenn McR, Garwal R, (1999) Clinical waste in Developing Countries. An analysis with a Case Study of India, and a Critique of the Basle- *TWG Guidelines.*

GOS (2008) Orientações para a gestão de resíduos biomédicos em Saskatchewan - fevereiro de 2008

Diretrizes para a gestão de resíduos biomédicos nos Territórios do Noroeste, 2005

Gupta, Saurabh, Boojh, Ram, Mishra, Ajai, Chandra, Hem (2008) Rules and

Management of Biomedical Waste at Vivekamanda Polyclinic: Um estudo de caso

GoK (2005) Achieving Millennium Development Goals in Kenya (Alcançar os

Objectivos de Desenvolvimento do Milénio no Quénia)

GOI (2012) Waste Management Policy in Ireland Department of the Environment, Community and Uocal Government julho de 2012 http://www.globalization101.org/medical-waste-challenges- faced-around-the-world-2/ (3/07/2014) http://www.africasti.com/commentary/africa-and-the-challenges-of-medical-waste- gestão (27/06/2014) www.materkenya.com (23/08/2014)

Hansa M Goswami1, Sumeeta T Soni2, Sachin M Patel3, Mitesh K Patel (2011) A Study on Knowledge, Attitude and Practice of Uaboratory Safety Measures Among Paramedical Staff of Uaboratory Services
Jaswal PS, Jaswal N, (2000) Environment Uaw, Allahabad Uaw Agency, Harayana, Índia. Kela M,

Kelkar R, (1998) A practical approach to hospital waste management in India (Uma abordagem prática da gestão dos resíduos hospitalares na Índia). *Segurança Industrial*
Crónica, outubro-dezembro, pp. 67-70.
Mohamed Soliman, Sahar, Ibrahim Ahmed, Amel (2007) An Overview of Biomedical Waste Management in Selected Governorates in Egypt: *Um estudo-piloto.*

ManojBansal, Ashok Mishra, Praveen Gautam, RichaChangulani, DhirajSnvastava, Neeraj Singh Gour (2011) Biomedical Waste Management: Awareness and Practices in a District of Madhya Pradesh (Sensibilização e práticas num distrito de Madhya Pradesh)

Mehta, G. (1998) Hospital Waste Management, National Guidelines (Draft) prepared for
Projeto GOI/OMS IND EHH 001, LadyHardinge Medical College and Associated Hospitals, Nova Deli.

MohapatraArchisman, Gupta Manoj K, ShivalliSiddharudha, Mishra CP, Mohapatra SC (2012) Biomedical Waste Management Practices of Doctors: An Online Snapshot

Neema SK, Gareshprasad KS, (2002) Plasma pyrolysis of medical waste.Current Science, 83, 3. NEERI, (1995) National Environmental Engineering Research

Institute in Nagpur Comprehensive Characterization of Municipal Solid Waste at Calcutta.

Patience AsewehAbor (2012) Managing healthcare waste in Ghana: a comparative study of public and private hospitals .

Patience AseweAbor (2007) Práticas de gestão de resíduos hospitalares num hospital da África Austral

Pinto, Violeta, Joshi Sumedha M, Velankar (2014) Um Estudo Comparativo de Conhecimentos e Atitudes Relativas à Gestão de Resíduos Biomédicos com uma Intervenção Preliminar num Hospital Académico.

Pant e Deepak (2012) Waste Management in Small Hospitals; Trouble for Environment

Parita Shah (2008) An Environmental Auditing of an Educational Institution; A Case Study of the Visa Oshwal Primary School.

R.K.(1994) A study of Hospital Waste Disposal System in Service Hospital. *Journal of Academy of Hospital Administration*, julho, 6(2) pp.27-31.

Rudraswany, Sushura, Sampath, Naganadini, Doggali, Nagablishana (2012) Atitude do pessoal relativamente à gestão dos resíduos hospitalares nos hospitais de uma faculdade de medicina dentária da cidade de Bangalore, Índia.

Sadhu, T.S., and Singh, N. (2003) A Hazard Going Unnoticed - Biological Waste is a Threat to the Community at Large.The Tribune.Saurabh, G., and Ram, B.(2006) Report: Biomedical waste management practices at Balrampur Hospital, Lucknow. India Waste Management & Research, 24, pp.584-591.

Shah, S., Mehta, M., Mukherjee, M.D. (2001) Occupational Health Hazards Encountered at Health Care Facility and Medical College in India. *Associação Americana de Higiene Industrial.*

Silva CE, Hoppe AE, Ravanello MM, Mello N, (2005) Gestão de resíduos hospitalares no sul do Brasil. Gestão de Resíduos, 25, 600-605.

Singh, I.B., e Sarma, R.K. (1996) Hospital Waste Disposal System and Technology. *Journal of Academy of Hospital Administration,* julho, 8(2), pp. 44-48.

Salam Abul (2010) Impacto ambiental e sanitário da eliminação de resíduos sólidos na lixeira de Mangwaneni em Manzini, Suazilândia

Salman, Rustam Al-Shahi, Beller, Ellaine, Kagan, Jonathan, Hemmmki (2014) Increasing Value and Reducing Waste in Biomedical Research Regulations and Management.

Soumita D. Bida, e N.J. Mistry (2012) Classificação do potencial de infeção dos hospitais com base na produção de resíduos biomédicos: Uma abordagem difusa

Sibusiso Derrick Gabela (2007) Gestão de resíduos de cuidados de saúde em clínicas públicas no distrito de Ilembe: uma análise da situação

SalimataSeck (2005) Managing Biomedical Waste in Dakar, Senegal GOK (2008 - 2012) the National Healthcare Waste Management Plan AfricaSTI (2011) Africa and the Challenges of Waste Management

SrivastavShalini, Mahajan Harsh, Mathur B P, Srivastav S (2012) Evaluation of Biomedical Waste Management Practices in a Government Medical College and Hospital

Tito Joel Kochaga (2008) Uma Avaliação da Situação da Gestão de Resíduos de Cuidados de Saúde no Quénia; Um Estudo de Caso da Província de Nyanza

TuduetsoRamokate&DebashisBasu (2009) Gestão de resíduos de cuidados de saúde num hospital universitário: conhecimentos e práticas de médicos e enfermeiros

U. JagadeeshChandira,. G. PoyyaMoli, Goutam Roy, K.V. Devi Prasad, (2009) Biomedical Waste Generation in Puducherry Government General Hospital and Its Management Implications

UkeyUjwala ,KambatlaRamasankaram, Dash Satyanarayan, Naidu NR Appajirao, KulkarniVed (2012) Sensibilização para a gestão de resíduos biomédicos em estudantes de licenciatura em medicina e enfermagem num instituto de ensino em Vizianagaram, Andra Pradesh

UN HABITAT (2008) Relatório Anual
ONU (2011) Relatório sobre os Objectivos de Desenvolvimento do Milénio

V Chitnis, K Vaidya, Chitnis (2005) Biomedical Waste in Laboratory Medicine: Audit and Management

V Gautam, R Thapar, M Sharma (2010) Biomedical waste management: Incineração vs. segurança ambiental

V Chitnis, S Chitnis, SPatil, D Chitnis (2003) Solar disinfection of infectious biomedical waste: a new approach for developing countries

OMS (1999) Safe Management of Waste from Healthcare Jasem M. Alhumoud, Hani M.
Alhumoud, (2007) Uma análise das tendências relacionadas com a gestão dos resíduos sólidos hospitalares no Kuwait
- Gestão da qualidade ambiental:

ANEXO I

Questionário-! para a gestão dos resíduos biomédicos

<u>Secção I</u>

1. **Sexo do inquirido**

   Masculino ☐

   ☐

2. **Profissão do inquirido**

   ☐

   ☐

   Laboratório. ☐

   de apoio ☐

3. **Número de anos de trabalho no hospital** ---- Anos de trabalho

<u>Secção II</u>

4. **Tem conhecimento das regras de gestão dos resíduos biomédicos de 2016?**

   ☐

   ☐

5. **Qual é o seu papel na gestão dos resíduos?**

Tratar de ☐

Supervisionar o de apoio ☐

Não ☐

6. Que medidas de proteção utiliza ao manusear os resíduos biomédicos?

Usar ☐

Usar ☐

Usar ☐

Qualquer outro   -----------------

7. Em que momento é efectuada a separação dos diferentes tipos de resíduos no seu serviço?

No ponto de recolha   ☐

No ponto de acondicionamento   ☐

No ponto de geração   ☐

Os resíduos são embalados sem ☐

8. De que cor são os caixotes do lixo/sacos que lhe são fornecidos para o tratamento dos resíduos?

☐

☐

Azul

☐

Qualquer outro   ----------

9. Como é que lida com objectos afiados?

Partir e depois embalar num azul ☐

Tratar com produtos químicos e depois ☐

☐

10. Qual é a quantidade diária aproximada de produtos biomédicos gerados no seu departamento?

Menos de 1 kg

1 Kg a 2kg   ☐

2 Kg a   5 kg   ☐

5 kg a 10 kg   ☐

Qualquer outro (especificar)   ---------

11. Como classifica a gestão dos resíduos biomédicos na sua instituição?

Muito ☐

Precisa de ☐

Muito ☐

12 Como classifica as medidas de segurança da instituição em matéria de resíduos biomédicos

tratamento e gestão?

☐

Precisa de ☐

Muito ☐

13. Como classifica a manutenção de registos relativos à gestão de resíduos da instituição?

Satisfatório

Pode ser ☐

Os registos não estão à altura das ☐

14. Qual é a eficácia dos recursos (caixotes do lixo, sacos, luvas, máscaras, etc.) fornecidos ao seu serviço pela administração do hospital?

Adequadamente

Pode ser ☐

Os recursos não são ☐

15. Qual a eficácia do controlo de qualidade implementado pelo comité de gestão dos resíduos biomédicos da instituição

Muito eficazmente

☐

Sem de qualidade ☐

16. Que melhorias específicas sugere para uma melhor gestão dos resíduos biomédicos da sua instituição?

Secção-Ill (Consentimento informado)

Comprometo-me a aceitar que o objetivo deste inquérito me foi totalmente explicado pelo investigador e que participo no estudo por minha própria vontade.

Nome --

Data --

Assinatura --

प्रश्नावली (Questionnaire-II) - 2

<u>भाग - क</u>

1) लिंग
   i) पुरुष
   ii) स्त्री

2) आपका व्यवसाय
   i) नर्स
   ii) सफाई कर्मचारी
   iii) अन्य

3) आप कितने सालों से अस्पताल में काम कर रहे है

<u>भाग - ख</u>

4) आपको अस्पताल के कूड़ा प्रबन्धन के बारे में बताया गया है ?
   i) थोड़ा थोड़ा
   ii) अच्छी तरह से
   iii) ट्रेनिंग की आवश्यकता है।

5) कूड़ा प्रबन्धन में आपका क्या काम है ?
   i) स्वयं काम करना
   ii) करवाना
   iii) कूड़ा ले जाना

6) काम करते हुए आप किन सुरक्षा चीजों का इस्तेमाल करते है ?
   i) दस्ताने
   ii) मास्क
   iii) कोट
   iv) टोपी

7) आप कूड़े को कब अलग-2 करते है ?
   i) इकट्ठा करने के बाद
   ii) अलग-2 इकट्ठा करते है।
   iii) सारा कूड़ा साथ फेंक करते है।

८. आप किन-२ रंगो के बैगा/डस्टबीन प्रयोग करते है?

   i) पीले   iii) नीले

   ii) लाल   iv) काले

९. आप नुकीली चीजो का क्या करते है?

   i) तोड़कर बैगा मे डालते है।

   ii) कैमीकल मे डालते है।

   iii) दोनो चीजे करते है।

१०. लगभग कितना कुड़ा एक दिन मे इकठ्ठा करते है?

   i) १ किलो से कम   iii) ३ किलो से 5 किलो तक

   ii) १ किलो – २ किलो तक   iv) 5 kg से 10 kg तक

११. अस्पताल की कुड़ा प्रबन्धन व्यवस्था कैसी है?

   i) उतम

   ii) सुधार की आवश्यकता है।

   iii) खराब

१२. आपकी सुरक्षा की व्यवस्था कैसी है (दस्ताने, मास्क आदि)

   i) अच्छी

   ii) सुधार की आवश्यकता है।

   iii) खराब

१३. कुड़े के बारे मे रीजस्टर कैसे बनाया जाता है?

   i) अच्छी तरह से

   ii) ओर अच्छा बन सकता है।

   iii) नही बनाया जाता

१४. आपको बैग, डस्टबीन मास्क आदि कितनी मात्रा मे मिलते है?

   i) मांग से कम

   ii) मांग से ज्यादा

   iii) बहुत कम

२

१५ कंपनी आपके काम को कितना चेक करती है?
 i) नियमित
 ii) कभी-कभी

१६ आप कोई सुझाव देना चाहते है?

भाग - ग

मुझे इस सर्वे के बारे में अच्छी तरह बताया गया
है। तथा मैं इस सर्वे में स्वेच्छा से भाग ले
रही। रहा हूँ।

 नाम
 हस्ताक्षर

3

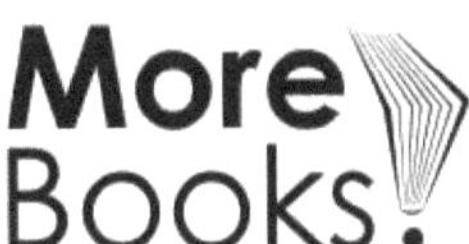

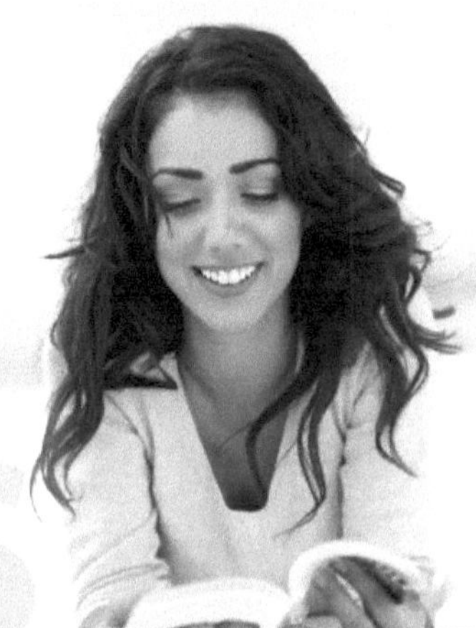

I want morebooks!

Buy your books fast and straightforward online - at one of world's fastest growing online book stores! Environmentally sound due to Print-on-Demand technologies.

Buy your books online at
www.morebooks.shop

Compre os seus livros mais rápido e diretamente na internet, em uma das livrarias on-line com o maior crescimento no mundo! Produção que protege o meio ambiente através das tecnologias de impressão sob demanda.

Compre os seus livros on-line em
www.morebooks.shop

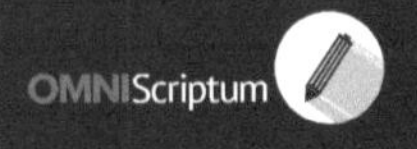

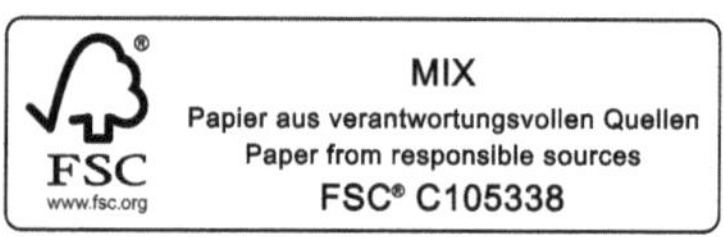

Printed by Books on Demand GmbH, Norderstedt / Germany